pátria-mãe gentil

Copyright © 2022 de André Lobo
Todos os direitos desta edição reservados à Editora Labrador.

Coordenação editorial
Pamela Oliveira

Preparação de texto
Larissa Robbi Ribeiro

Assistência editorial
Leticia Oliveira

Revisão
Ligia Alves

Projeto gráfico, diagramação e capa
Amanda Chagas

Imagens da capa
vectorpocket; Omelapics / Freepik

Dados Internacionais de Catalogação na Publicação (CIP)
Angélica Ilacqua CRB-8/7057

> Lobo, André
>   Pátria-Mãe Gentil / André Lobo. – 1. ed. – São Paulo : Labrador, 2022.
>   112 p.
>
> ISBN 978-65-5625-259-9
>
> 1. Ficção brasileira 2. Historiografia – Brasil – Ficção 3. Espiritualidade I. Título
>
> 22-4364   CDD B869.3

Índice para catálogo sistemático:
1. Ficção brasileira

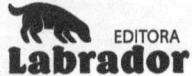
EDITORA
Labrador

Editora Labrador
Diretor editorial: Daniel Pinsky
Rua Dr. José Elias, 520 – Alto da Lapa
05083-030 – São Paulo/SP
+55 (11) 3641-7446
contato@editoralabrador.com.br
www.editoralabrador.com.br
facebook.com/editoralabrador
instagram.com/editoralabrador

A reprodução de qualquer parte desta obra é ilegal e configura uma apropriação indevida dos direitos intelectuais e patrimoniais do autor. A editora não é responsável pelo conteúdo deste livro. Esta é uma obra de ficção. Qualquer semelhança com nomes, pessoas, fatos ou situações da vida real será mera coincidência.

ANDRÉ LOBO

pátria-
-mãe
gentil

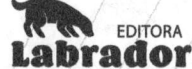
EDITORA
Labrador

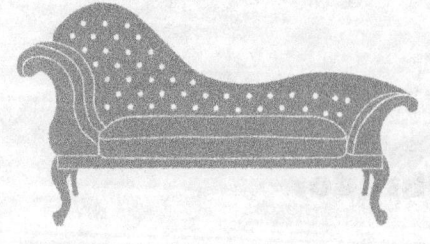

Dedico esta obra a todos os
profissionais de saúde mental e espiritual
ao redor do planeta.

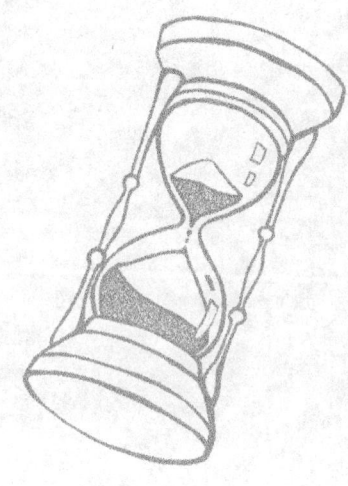

Agradeço a Deus, à minha mãe, Maria Adriana Machado Lobo e Silva, e à professora Lúcia Helena Galvão. Obrigado!

Grato aos seguintes canais do YouTube:
YaleCourses
UNIVESP
NOVA ACRÓPOLE BRASIL
Physics Explained
Arvin Ash
Sabine Hossenfelder
Marcelo Gleiser
Neil DeGrasse Tyson's – Star Talk
Dr. Becky
3Blue1Brown
Numberphile
Tibees

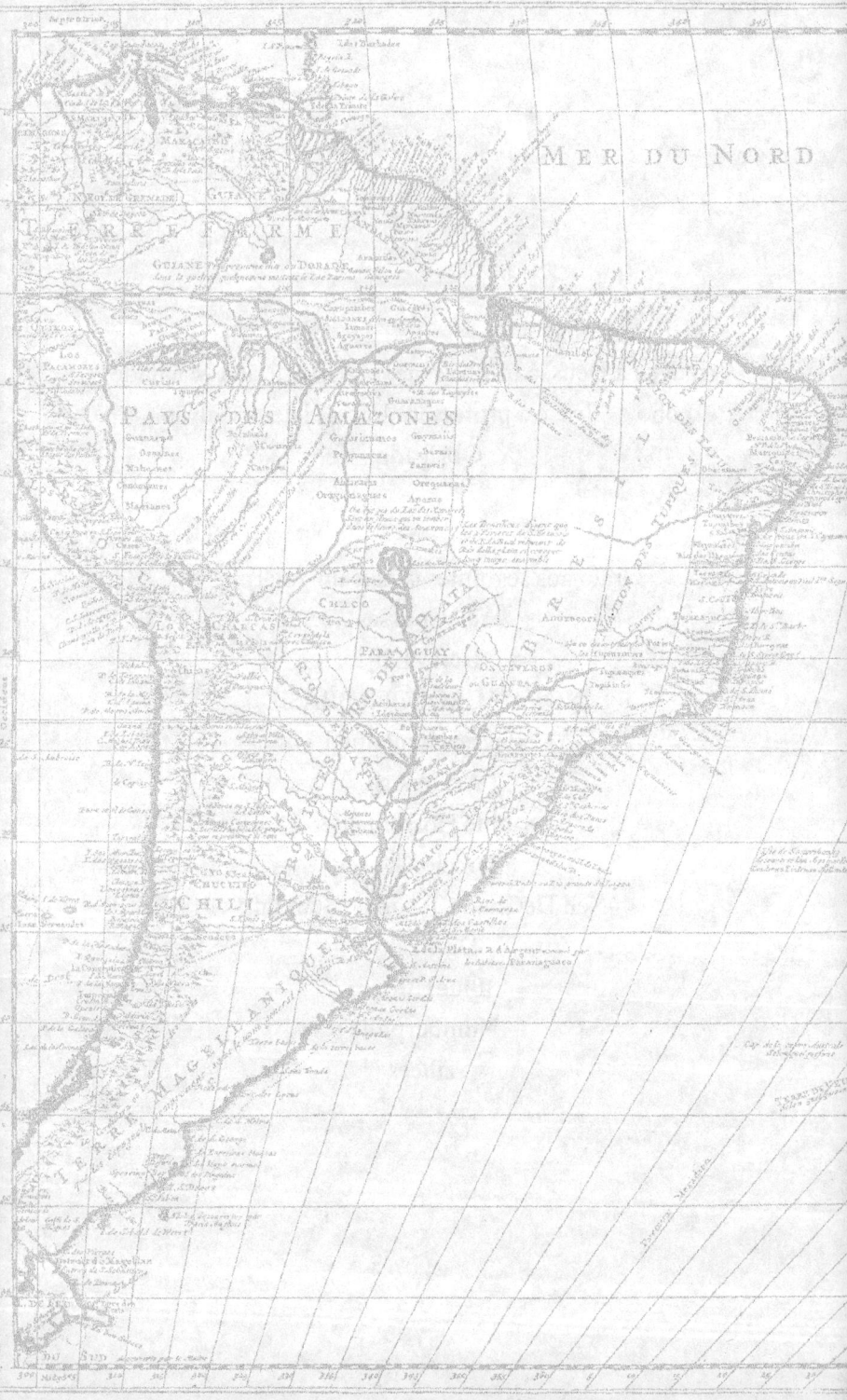

SUMÁRIO

Prólogo ——————————————————— 11

Parte I — Eureca! ————————————— 13
Primeiro paciente: José Santos do Monte

Capítulo A — Cronos ————————————— 14
Capítulo B — Convicção ———————————— 20
Capítulo C — Divino ————————————— 22
Capítulo D — Meio a meio ——————————— 26
Capítulo E — Prognóstico ——————————— 30
Capítulo F — Despedida ———————————— 32

Parte II — Afro ——————————————— 35
Segunda paciente: Rosa Carolina Dandara da Gama

Capítulo G — Ébano ————————————— 36
Capítulo H — Histórico ———————————— 40
Capítulo I — Pesadelo ———————————— 43
Capítulo J — Luz no caminho —————————— 45

Parte III — Nativos ————————————— 49
Terceiro paciente: Ubiratan Ailton Kopenawa

Capítulo K — Certidão ————————————— 50
Capítulo L — Costumes ————————————— 54
Capítulo M — Xamanismo ———————————— 59
Capítulo N — Esaú e Jacó ——————————— 63

Parte IV — Guerra e democracia — 65
Quarta paciente: Luzia Helena Falcão

Capítulo O — Era uma vez — 66
Capítulo P — Democracia — 70
Capítulo Q — Independência — 72
Capítulo R — Dúvida — 75

Parte V — Brasil — 77
Quinto paciente: Pátria-Mãe Gentil

Capítulo S — Pátria-Mãe Gentil — 78
Capítulo T — Loucura — 80
Capítulo U — Novidade — 82
Capítulo V — Linguagens — 86
Capítulo W — O bem-bom, justo e misericordioso — 90
Capítulo X — Mantra — 92
Capítulo Y — O princípio, o fim e o meio — 95
    Poema da Vida — 96
    Primeira parte — Natural — 96
    Segunda parte — Labirinto — 101
    Terceira parte — Final — 105
Capítulo Z — Alienista — 107

Referências — 109

PRÓLOGO

Como podemos saber se estamos bem ou não se não sabemos o que é o Bem? E o que é a Bondade? E o que é a Justiça? Professora, com essas perguntas rodeando minha mente adolescente, decidi prestar Medicina. Sendo incapaz de responder às questões fundamentais, concluí que melhor seria simplesmente ajudar as pessoas. Confesso que a qualidade empregatícia financeira e o apoio de meus pais também me influenciaram. Depois de formada, ainda me sentia insegura e, por sua influência, cursei Psicologia em vez de ingressar na residência de Psiquiatria. Nestas cartas pretendo relatar-lhe meus primeiros atendimentos, de uma maneira mais livre do que fazíamos com os relatórios na época do estágio. Quem sabe um dia, se for de seu agrado, posso transformar estes relatos em uma tese de mestrado ou, até mesmo, em um livro.

Como sabe, professora, vim atender em um sítio remoto no interior do interior. Acesso à internet tenho algumas horas por dia, nas quais me dedicarei a lhe enviar estas cartas digitais.

Att.,
Elizandra Harpia

PARTE I
Eureca!

> Primeiro paciente:
> **José Santos do Monte**

CAPÍTULO A
CRONOS

Na ficha de meu primeiro atendimento, leio:

> **Nome:** José Santos do Monte.
> **Idade:** 26 anos.
> **Profissão:** trabalhador rural.
> **Religião:** místico.
> **Queixa:** ansiedade, angústia e crises nervosas.

— Licença — ouço entre alguns toc-tocs de bater à porta.
— Pode entrar. — O paciente é um moreno de proporções bem-feitas. Seu olhar não parece agressivo, exprime um ar de tristeza, frustração ou insatisfação ao adentrar em minha sala de consulta. Sinto um forte odor de nicotina. — Sente-se, fique à vontade — digo, recebendo-o.
— Pode me falar um pouco sobre você e sobre como tem se sentido? — pergunto com voz amigável e serena.
— Doutora, preciso saber se estou louco.
— O que se passa? Conte-me tudo o que puder. Por que esse questionamento?
— Porque descobri o que é o Tempo! Sei que parece uma afirmação orgulhosa, mas não descobri o tempo, assim como Cabral não descobriu o Brasil. A América sempre esteve aqui, o tempo sempre foi o tempo, as ideias a ninguém pertencem, elas simplesmente existem, podemos

ter ou não acesso a elas, lembrando Platão, Zoroastro e o grande Hermes.

— Sim, mas prossiga. Você dizia que descobriu o que é o Tempo? — Surpreendo-me com as citações do rapaz, que me parece nunca ter saído da roça.

— Sim, doutora! Nosso universo é uma onda do tempo, a que gosto de chamar de "Cronos", fluindo para fora. Um buraco negro é uma onda de Cronos fluindo para dentro. Chamo de Teoria de Cronos a simples ideia de que o Tempo é uma força e que pode ser entendido como uma onda, cujo gotejar, ou quantização, percebemos.

"Sei que não fui o único a fazer tal observação, visto que desde a geração de Einstein parece ter havido quem aventasse sobre a noção de buraco branco. Na visão original, me parece que os buracos brancos seriam descritos como buracos negros virados ao avesso. Uso o termo Buraco Branco no sentido de um buraco negro visto de dentro, um Universo. O Cronos (onda temporal) pode estar voltado para o futuro, no caso de um buraco negro, ou para o passado, no caso do universo. Os dois casos são, na verdade, pontos de vista distintos da mesma coisa, do Cronos, da onda temporal.

"Dizem que metade da resposta está em conseguir encontrar a pergunta correta. Eu estava revisando o trabalho do físico Max Planck... Revisando talvez seja uma palavra muito forte. Eu estava meditando sobre os números de Planck quando me toquei: eu estava a olhar para o futuro. Deixe-me explicar.

"Quando olhamos para as estrelas, olhamos para o passado. Isso significa que os valores positivos para grandes magnitudes de espaço correspondem à profundidade no tempo passado que somos capazes de observar. O inverso também é verdadeiro. Olhando para as escalas do extremamente pequeno, a partir de 10 elevado a menos 9 metros, já estamos olhando para um ponto infinitesimalmente pequeno dentro do futuro. Analisar os espaços quânticos é o mesmo que olhar para o futuro. O matemático Georg Cantor nos ensinou que o contrário do infinito não é um infinito negativo e sim o mais próximo possível do zero. O tempo presente não é o tempo zero, mas o tempo um, e, quando vamos para as escalas atômicas ou quânticas, começamos a olhar para eventos cada vez mais distantes no futuro. Vislumbrar o fundamento da matéria a uma escala de 10 elevado a menos 35 é, *grosso modo*, o mesmo que olhar um ponto que se encontra a 10 elevado a menos 44 segundos no futuro.

"Imagino que essa ideia resolva muitos resultados esquisitos observados em experimentos laboratoriais ao redor do mundo. O tempo é, pois, uma onda que flui do passado para o futuro, aumentando sua entropia. Um buraco negro é uma onda do tempo fluindo do futuro para o passado, diminuindo sua entropia. O que medimos e relacionamos são reduções quantizáveis de grandezas infinitas.

"O que entendemos por forças da natureza, gravidade, eletromagnetismo e força nuclear forte e fraca (eletrofraca) são, fundamentalmente, relações do comportamento da matéria, da energia em função do tempo ou do espaço. Como provou Albert Einstein, massa é, em realidade, energia. Ficamos, pois, com três grandezas fundamentais da natureza, energia, espaço e tempo. A primeira lei da termodinâmica diz que energia não pode ser criada nem destruída, apenas transformada. Sabemos, portanto, que a energia do final da 'vida' do universo continuará idêntica à energia de seu 'início'.

"Sendo assim, só o que existe é essa energia total que se transforma, que vive e gera vida, e que viaja interminavelmente pelo espaço através da força do Tempo. O Tempo me parece, portanto, a força fundamental, a onda que pinga, que granula, libertando toda energia potencial através da materialização espacial.

"Ao contrário do entendimento que se tem tido nas últimas décadas, de que o tempo seria uma espécie de quarta dimensão espacial, estou inclinado a pensar que o Tempo, em realidade, é a força mais fundamental da natureza do Universo. Poderíamos dizer que é a força de Deus! Como diria Machado, 'se alguma rapariga árabe estiver me lendo, ponha-me Alá, que todas as línguas vão dar nos céus!'. Doutora, esqueçamos o relógio por alguns instantes. Nossa percepção do tempo trata do movimento dos astros. Neste momento, aqui parados nesta sala, a Terra está se movendo a trinta quilômetros por segundo em torno do sol. Este, por sua vez, se move no interior da galáxia, que também não está parada...

"O que seria necessário para que o Tempo parasse? Ora, se todas as galáxias, todos os astros, todos os planetas, todas as moléculas, todos os átomos, toda matéria parasse de se mover, o tempo pararia. Seria como se não houvesse mais espaço sendo criado para que as coisas pudessem se mover. E, como nada se move, nada acontece, o tempo para e tudo fica inexistente, congelado. Portanto, para que a matéria possa se mover, isto é, criar energia, é necessário que novo espaço esteja sendo constantemente criado, e essa criação tem direção, ou seja, um vetor; essa é a Força do Tempo, a Onda Temporal, o Cronos. Provavelmente devem existir maneiras de formular essa ideia matematicamente, nos termos de *phi* (Φ) é igual à sua função invertida, elevada a um valor negativo.

"Nada está parado, tudo está em movimento. Para que a energia exista é necessário que toda matéria, seja em nível quântico ou astronômico, sempre esteja em movimento. A direção, ou seja, o vetor desse movimento, é uma das propriedades do que chamo de Forças do Tempo. Cada universo visto de fora parece um buraco negro, visto de dentro parece um buraco branco, e cada qual tem sua própria Força do Tempo. Dentro de um universo ou buraco negro, o espaço tem uma curvatura hiperbólica infinita, ou seja, tudo depende do ponto de vista.

"Suponhamos uma galáxia com cerca de cem mil anos-luz de diâmetro. Isso significa que, se quisermos medir a massa de todo o conjunto, digamos, a partir de uma estrela localizada na extremidade ocidental, temos que levar em consideração o deslocamento de cem mil anos percorrido por outra estrela localizada no extremo ocidente galáctico. Esse deslocamento faz com que haja um efeito de flutuação temporal. Não devemos considerar a massa de uma galáxia presumindo seus elementos como partes separadas, mas sim o todo como onda, uma função gravitacional de Cronos. Do mesmo modo que é necessário adicionar a energia cinética dos *quarks* para chegar ao valor correto da massa do próton."

Prossegue ele com uma eloquência invejável:

— Talvez um dos maiores equívocos do senso comum da contemporaneidade se constitua na barreira separatista entre a ciência e a espiritualidade. Perdoemos os iluministas e renascentistas, que desejavam se ver livres das garras dos dogmas da Igreja.

"Relacionar matematicamente o tempo, o espaço, a matéria e a energia deveria ser algo simples, nos termos de $\Delta T \backslash \Delta S = \Delta E \backslash \Delta M$, em que delta é uma relação de diferença, T é o tempo, S é o espaço, E é a energia e M é a massa. Devidamente revisados os exponenciais, logaritmos, provavelmente o número π — o número do matemático Leonhard Euler — e a proporção áurea aparecerão.

"Quaisquer semelhanças geométricas entre o universo, os buracos negros e a consciência não são meras coincidências. Toda a energia já estava no ovo cósmico. O tempo não é senão a transferência de um tipo de energia em outra, por meio do mecanismo de expansão espacial e desaquecimento. Não tenho garantias, apenas um emaranhamento argumentativo. Sou como um guia em um museu do futuro.

"A melhor coisa deste mundo é a certeza da dúvida! Sabemos, mas parece que ninguém entendeu de fato ainda o que essa frase significa, meditemos sobre os dizeres: 'o espaço e o tempo são um só'.

"Não precisamos inventar uma máquina do tempo; ela já existe, chama-se consciência. O passado existe na memória, o futuro, na perspectiva. Cada consciência é uma pequena porção dessa força do Tempo.

"É hora de sair do caos e entrar em Cronos."

CAPÍTULO B
CONVICÇÃO

— Como diria Victor Hugo: *A consciência é o caos das quimeras, das ambições e das tentações, é a fornalha dos sonhos, o antro das ideias. É o pandemônio dos sofismas, o campo de batalha das paixões. (...) Há ali, sob a superfície límpida do silêncio exterior, combates de gigantes como em Homero, brigas de dragões, de hidras, e nuvens de fantasmas. Sombria coisa é o infinito que todo homem contém em si!*

"A vida é, do princípio até ao fim, no todo e nos pormenores, o caminhar do mal para o bem, do injusto para o justo, do falso para o verdadeiro, da noite para o dia, da podridão para a vida, da bestialidade para o raciocínio, do inferno para o céu, do nada para Deus. Ponto de partida: matéria. Ponto de chegada: a alma.

"Ser obrigado a confessar que a infalibilidade não é infalível, que pode haver erro no dogma, que um código não prevê tudo, que a sociedade não é perfeita, que a autoridade é complicada, que pode dar-se um abalo no imutável, que os juízes são homens, que a lei pode enganar-se, que os tribunais podem errar!

"Por fim, há ou não um infinito fora de nós? Por outras palavras, não é ele o absoluto, cujo relativo somos nós? Ao mesmo tempo que fora de nós há um infinito, não há outro dentro de nós? Esses dois infinitos não se sobrepõem um ao outro? Não é o segundo, por assim dizer, subjacente ao primeiro? Não é o seu espelho, o seu reflexo, o seu eco, um abismo concêntrico a outro abismo? Este segundo infinito não é também inteligente? Não pensa? Não ama? Não tem vontade? Se os dois infinitos são inteligentes, cada um deles tem um princípio de vontade sua, há um eu no infinito de cima, do mesmo modo que o há no infinito de baixo. O eu de baixo é a alma; o eu de cima é Deus. Pôr o infinito de baixo em contato com o infinito de cima, por meio do pensamento, é o que se chama orar.

Se o grande César me desse
A glória de vencedor,
Contanto que eu perdesse
De minha mãe o amor,
Eu diria ao grande César:
Guarda lá a tua glória,
Que o amor de minha mãe
Não o troco pela história."

CAPÍTULO C
DIVINO

— E por você gostar de refletir sobre assuntos diversos te chamam de louco? — questiono.

— Também tem outra coisa, doutora... Não sei o que atormenta mais os outros, se quando falo do Tempo ou quando falo do Divino. Sinto ter ouvido o chamado da voz mais sagrada, vivi o sentimento mais digno da humanidade, que é o amor pela vida. Comparado a isso, qualquer outro amor parece vulgar e menor. Sem enfrentar o sofrimento, como alcançar a iluminação? Sem passar pelo sofrimento, como entender a existência? Realidade é aquilo que existe. Vida é o porquê de existir aquilo que existe. Queremos ser no agora algo que no futuro provavelmente seremos. Mas, quando o futuro chega, não é mais futuro, é agora, e nós já não somos os mesmos seres desejosos daquele algo, esse ente estranho jaz no passado, somos deveras outros, como um planeta que desde sua origem nunca esteve duas vezes exatamente no mesmo ponto espacial. Se ao menos uma única alma alumiar-se graças a estas linhas, não terei vivido em vão. O fluxo da consciência tenta prever o futuro, e o refluxo nos remete ao passado. A alma ama seus espelhos e tenta sempre fugir de si mesma. Geometria é a ciência sagrada do espiritual.

Me pareceu ter conhecido alguém de outro planeta envolto em uma órbita não conhecida, encontrar um jovem que se atreve livremente a questionar a opinião de papas, reis, sacerdotes, parlamentares, com a mesma liberdade com a qual criticaria um editorial do jornal local. Professora, me lembrei de você, quando ouvi de sua boca pela primeira vez que eu também tinha o direito de pensar por mim mesma. Recordo-me de me sentir como se tivesse renascido, com um novo senso de dignidade. Decidi ainda não o interromper e deixá-lo se expor à vontade.

O sr. Santos do Monte continuou:

— Já dizia Heráclito: "O que aguarda os homens após a morte não é nem o que esperam nem o que imaginam!", ou Aristóteles: "Tanto a alma universal como as nossas almas não descem inteiramente para este mundo, permanecendo parte delas no mundo inteligível. A alma é permanente, sem mudar de estado. Através dela o ser humano torna-se aquilo que é. Os Antigos já haviam afirmado que a alma não é corpórea, e a prova são as suas virtudes, que não são corporais. A imperfeição que existe no mundo em decorrência da diversidade das coisas é um mérito. A palavra que está nesta planta é imagem da palavra, universal, da planta superior, que também tem vida. Todas as artes provêm de alguma sabedoria, primordial ou natural, que cresce do uno para o múltiplo. Dizemos que uma das provas de que a alma existe neste mundo com algumas das suas faculdades, e que existe no mundo inteligível com as suas outras faculdades, são a justiça, a integridade e as outras virtudes. O Uno absoluto é a causa de todas as coisas, e não é como qualquer uma delas. É o seu princípio. Não são as coisas, mas todas estão nele'.

"O pensamento negativo é circular, volta para aquele que o gera, como um ouroboros de fogo se alimentando de si mesmo. O pensamento positivo é reto, atinge os confins do infinito, e semeia o universo.

"O Bem é da união, a benevolência do indivíduo, o Bom é da união, a bondade do indivíduo. A Justiça e o justo, a Fraternidade e o fraterno, a Generosidade e o generoso, a Humildade e o humilde. As virtudes em si são características dos povos e dos deuses, e os indivíduos podem apenas vibrar momentaneamente em consonância com tais virtudes a fim de fazê-las emergir por algum tempo em meio aos seus pensamentos, falas, atitudes, hábitos e, finalmente, caráter e destino. O exemplo nobre é o capítulo mais luminoso no livro da vida", diz, com entusiasmo.

— Ninguém é Bom ou Justo. Alguém pode ter um pensamento, palavra, ato ou até mesmo um hábito de bondade, em consonância com a justiça e de caráter humilde, porém não se apodera para sempre de nenhuma das virtudes, pois são atributos exclusivos de nações e deidades. Tentemos, portanto, vibrar junto às características do divino. Advirto desde já que não é tarefa fácil. Trata-se do jogo real da vida, com fases de diferentes níveis de dificuldade.

"Conceitualizar as virtudes fora tarefa tão profunda a ponto de fazer surgir religiões cujos sacerdotes debruçaram-se ao longo de suas vidas a entender a natureza das diversas virtudes celestiais. O conceito de Bem-Bom, de Justo-Honrado, o Generoso-Humilde, o Corajoso-Sereno, confunde-se com os personagens espirituais das muitas visões desenvolvidas pelas civilizações, desde o início dos tempos, tamanha a dificuldade em sintetizar o que é de fato a bondade, a beleza e a justiça.

"Todos buscamos o bem, mas, por não entendermos o que é o Bem, muitos equivocam-se em atitudes errôneas e destrutivas. O mal nunca é, sempre está.

"Nossa consciência tem acesso ao passado pelas lembranças da memória, projeta o futuro segundo suas intenções mais íntimas, e colapsa no presente a todo momento. A Consciência é nosso meio de navegar a força do Tempo. Talvez seja isso que nos diferencia dos animais, aquilo que nos separa dos australopitecos, nossa pequena porção da força do tempo a que chamamos de consciência. Assim como um buraco negro dentro de um buraco negro é nossa consciência dentro do todo consciente. A consciência vem em ondas propulsionadas do coração para o cérebro. E, por falar assim, alguns me dizem que estou louco!"

Então termina, dizendo:

— Não tenho religião, penso que todas as religiões dizem a mesma coisa. Tenho espiritualidade, acredito no amor de minha mãe, na beleza da poesia e na verdade da filosofia, e por isso me digo místico.

CAPÍTULO D
MEIO A MEIO

— Por eu ser desse jeito, meio cientista autodidata, meio mago e meio poeta, irrito os outros. E eles também me irritam por estarem bêbados dessa coisa incerta a que chamaram de "Existencialismo hedônico-positivista". O mundo de hoje parece que só pertence aos estúpidos, aos insensíveis e aos agitados. Mandamos astronautas para a Lua e somos incapazes de evitar que haja mortes de crianças por falta de condições minimamente humanas de saneamento e nutrição. Somos todos uns ridículos! Mas mandamos astronautas para a Lua! Pois bem, já é hora de sermos aqueles que mandam astronautas para a Lua, mas que também deixam de ser ridículos, extinguindo a inanição e doenças preveníveis nas crianças de todo o planeta. É o absoluto mínimo que se espera de uma humanidade que se orgulha em dizer que mandou astronautas para a Lua. Construir bombas atômicas de orçamentos astronômicos, ou até mesmo enviar uma missão tripulada para Marte, enquanto pelos quatro cantos do globo crianças falecem de fome, de doenças vacináveis, de guerra, constitui uma gigantesca vergonha para toda a humanidade. Isso tudo me perturba, doutora!

Professora, enquanto meu paciente falava, os olhos dele brilhavam, como se uma luz profunda habitasse dentro dele, então me lembrei do que dizia a senhora: "Dentro dos olhos de um sábio, há um diálogo constante entre um homem e um Deus".

Confesso-lhe, fiquei abismada ao ouvir falar assim meu primeiro paciente nos primeiros minutos em que começo finalmente a trabalhar e exercitar o Bem. Mas, antes de me alongar, continuarei o relato do sr. Santos do Monte:

— Calma! — digo com um leve sorriso de canto de boca, ao tentar acalmar um pouco o fluxo de consciência do sr. José. — Conte-me um pouco sobre como foi sua infância e adolescência... um pouco sobre sua família. Há algum caso de patologias mentais em sua família? — Dou-me a liberdade de falar assim pelo nível intelectual que me demonstrou o sr. Santos do Monte.

— Sim! Ah, que cabeça a minha! Perdão, nem me apresentei e já fui vomitando tudo... Nasci e cresci aqui mesmo. Que eu saiba ninguém de minha família é louco, não — respondeu-me, já mais sereno e com um leve sorriso também.

— Como você descreveria sua infância? Onde aprendeu tudo isso que me disse antes? — continuo a entrevista, entusiasmando-me com o fato de que talvez eu realmente possa ajudar esse rapaz, e quem sabe assim lograr um pouco de bondade, né, professora?

— Diria que foi normal. Tenho pai, mãe e um irmão, acho que toda família discute, né? Me ensinaram a ler, daí com a internet baixei todos os livros em português que encontrei. Foi assim que aprendi que o Tempo é uma força! — ele responde.

Não o interrompo, deixo-o prosseguir seu relato:

— Quando eu era criança, sempre troçavam de mim. Eu nem ligava. Me convenci de que um dia os trocistas estariam do meu lado. Eu me lembro de ver um cavalo e imaginar o movimento de suas patas convertidas em máquina. Via um peixe e imaginava como seria estar dentro dele. Eu ficava maravilhado com os pássaros e os insetos! Eu nunca tinha visto um avião, um submarino ou uma locomotiva, falo de quando tinha uns três ou quatro anos. Quando os vi pela primeira vez, sabia que meu pensamento não estava errado, ou pelo menos não tão errado. Nessa época eu me exercitava construindo aeronaves de bambu com propulsores de tiras de borracha, ou fazia balões de papel de seda. Eu queria fazer algo grande, sabe? Algo que orgulhasse meus pais e ajudasse as pessoas do mundo todo. Eu meditava alegremente à luz pura do dia do céu brasileiro, apaixonado pelo cosmos e pelo espaço sideral. Mas veja só que ilusão, filho de fazendeiro de café sonhar em ser astronauta, qual pecado social!

"Mas tal é a fortuna dos ventos que ainda em minha adolescência viveu aqui no sítio uma pesquisadora gringa que falava muito bem português, e ela ficou maravilhada comigo. Disse-me coisas belas que tocaram fundo em minha alma e me deu um relógio de bolso que guardo com muita estima. E até hoje ainda não me dei por vencido e não me convenceram de que estou louco, por isso vim aqui."

Professora, claramente o paciente não sofre de patologias, suas inclinações intelectuais destoam do convencional, o que gera atritos em seu círculo social, engatilhando um certo comportamento irritado e passivo-agressivo. Claramente ele conheceu uma cientista a quem tem na maior estima, influenciando-o como um exemplo a seguir. Pelo seu relato, percebo que deve haver questões de ordem familiar também. Mas afinal de contas, professora, qual família não tem problemas, não é verdade?

Decido por perguntar a ele:

— Você já fez uso de medicação psicotrópica?

— Sim, tomei antidepressivos por dois anos.

— Me parece, a princípio, que você precisa apenas desabafar e trabalhar suas ideias. Mas às vezes psicotrópicos ajudam os neurotransmissores a se estabilizarem em níveis normais. Quero que continue vindo nas sessões comigo. Caso não sinta nenhuma melhoria nas próximas semanas, te encaminharei para a psiquiatria e a neurologia para acertarem uma medicação. Recomendo também que diminua o tabaco e faça exercícios físicos, alongamento e caminhada, algumas vezes por semana.

— Todos me dizem isso... Posso ainda ser feio e viciado, mas já não sou mais nenhum monstro...

Professora, depois disso nada mais me disse meu primeiro paciente, o sr. Santos do Monte.

CAPÍTULO E
PROGNÓSTICO

Por fim, o paciente me pediu para ser objetiva no tratamento, então eu lhe disse:

— Eu me darei a liberdade de ser franca e falar em linguagem médica. Terapias voltadas para o insight, isto é, descoberta, percepção ou entendimento, possibilitam ao paciente compreender os antecedentes de seu comportamento. Terapia comportamental, treinamento de assertividade, terapia de família e terapia de grupo foram todas usadas com resultados bem-sucedidos em diversos casos.

"A psicoterapia é o tratamento mais indicado para você. Normalmente os pacientes respondem bem à psicoterapia voltada para o insight, e, como seu teste de realidade é bom, podemos entender a psicodinâmica de sua condição e entender os efeitos dela sobre seus relacionamentos interpessoais. É provável que o tratamento seja de longo prazo. A terapia cognitiva ajuda o paciente a compreender as manifestações cognitivas de sua baixa autoestima e seu pessimismo. Psicoterapia de grupo e terapia interpessoal também são úteis, caso queira considerar. Algumas pessoas respondem a medidas de mútua ajuda. Em todos os casos, agentes psicofarmacológicos devem ser combinados com psicoterapia para atingir o máximo efeito.

"Há uma técnica budista de meditação muito utilizada em psicanálise, chama-se *Awareness*, ou percepção plena, e consiste em prestar atenção ao presente e estar ciente dele usando todas as modalidades sensoriais. Estudos demonstraram alterações no cérebro, especialmente a ativação do lado esquerdo anterior, durante a meditação, também associada a uma melhora significativa dos sintomas subjetivos e objetivos de ansiedade e pânico. É assim que eu encorajo o paciente a se tornar ciente de como está se sentindo e do que está pensando no momento. Ao examinar a emoção que está sendo vivenciada sobre eventos ou conflitos atuais, ocorrem insights que levam à alteração de atitudes e comportamento."

Vejo-me citando o compêndio de psiquiatria. Um compêndio científico mais parece uma colcha de retalhos de citações. Será que um compêndio literário também seria assim?

Como diria Carl Jung, sombras todos temos; trazê-las para o lado consciente e integrá-las a uma personalidade una é o desafio de todos os humanos.

De qualquer forma, dito tudo isso, José me agradeceu com um gesto de cabeça e se retirou, alegro-me em dizer que menos cabisbaixo do que entrara. Espero vê-lo novamente em breve e cada vez melhor e mais saudável.

CAPÍTULO F
DESPEDIDA

— A senhora gosta de poesia, doutora? — Depois de ouvir o diagnóstico, tudo que o paciente me perguntou foi se gosto de poesia, professora.
— Gosto, sim.
Professora, ainda do lado de dentro da porta de minha sala, enquanto saía, o sr. Santos do Monte me disse:
— A receita que li em Chico Xavier é simples:

"Se há muitos problemas em torno do recanto que te
[asila,
Lembra, o sedativo da paz é a consciência tranquila.
Suporta sem desespero a amargura que te invade,
Marujo bom só se revela na hora da tempestade.

Ante o chão amplo e fecundo que nos guarda o teto e o pão,
Qualquer queixa contra o mundo é pura ingratidão.
Aos irmãos menos felizes auxilia como possas,
Esquece as faltas alheias e, sim, pensemos nas nossas.

Sofres por bagatela, alma fraterna e boa,
Qualquer falta de alguém te fere e te atordoa.
Pensa, no entanto, em teu leito macio,
Nos irmãos sem pousada a tremerem de frio.

Por hospitais, prisões, funerais e velórios.
Vê a penúria extrema dos esquecidos cemitérios,
Visita os asilos e depois volta aos teus.
Sentirás que teu lar é um palácio de Deus!

Não te esqueças de que a treva pede luz, de que a dor
[pede consolo,
De que a chaga pede alívio e o pântano socorro,
De que a ignorância pede ensino com bons exemplos.
O ódio pede amor e a maldição ora por bençãos."

PARTE II
Afro

Segunda paciente:
Rosa Carolina Dandara da Gama

CAPÍTULO G
ÉBANO

Professora, quero esmiuçar o melhor que posso os casos dos meus primeiros atendimentos. Na ficha de minha segunda paciente estava escrito:

> **Nome:** *Rosa Carolina Dandara da Gama.*
> **Idade:** *22 anos.*
> **Profissão:** *empregada doméstica.*
> **Religião:** *umbandista.*
> **Queixa:** *insônia, pesadelos, irritabilidade.*

Quando o sr. Santos do Monte deixou minha sala, fui ao banheiro e passei pelo bebedouro para encher minha garrafa de água. Ao entrar na sala de consulta, vejo uma jovem linda. Encantou-me sua cor parecida com a minha, de longos cabelos crespos feitos em dreads, pele de ébano, bem trajada e perfumada.

— Oi, Rosa! Sou a doutora Elizandra Harpia. Pode me falar um pouco sobre você e sobre como tem se sentido?

— Olha, doutora Elizandra, não tem nada de errado comigo. Errado está este país, que nos escravizou por 350 anos. E depois nem sequer nos indenizaram. Eu não consigo dormir pensando em como é necessário fazer a segunda abolição. Tenho pesadelos com vidas passadas, de quando eu era escrava e sofria horrores indizíveis.

Somos sempre empurrados para os piores trabalhos e de baixa remuneração. Sinto como se ainda fosse escravizada. Democracia racial? Piada! Democracia do preconceito e da discriminação, isso, sim! Querem nos conduzir para a negação de nossa própria história! É maquiagem que clareia minha pele, é vestir-se como os brancos… até no supermercado me tratam diferente de quando estou "eu mesma"! A mentalidade colonialista nunca foi derrotada, continua firme e forte. Qualquer gringo branco que vier para este país tem mais "vez" do que os afrodescendentes nascidos aqui de origem. Este município no qual nos encontramos teve sua fundação a partir de 3.900 pares de orelhas negras e indígenas que um bandeirante entregou à Coroa portuguesa, a fim de receber o "pagamento pelo serviço prestado" depois de exterminar um quilombo. Assim nasceu esta cidade! Sonho com minha bisavó Rosa Maria, que foi morta pela Inquisição em Portugal, sonho com meu bisavô Luiz Gama, que lutou pela abolição. Em meus sonhos, meu bisavô me diz: "Evita a amizade e as relações dos grandes homens, sê republicana, faze-te artista, crê que o estudo é o melhor entretenimento, e o livro seu melhor amigo". Não sofri tanto quanto eles, mas sofro parecido.

Não tenho audácia para interrogá-la mais sobre o que já passou, percebo que há mágoas profundas e frustrações que, se expostas de uma vez, podem causar alguma espécie de surto nervoso na srta. Rosa Carolina Dandara da Gama. Concluo que é melhor deixá-la desabafar. Ela prossegue, enquanto os lábios em curva demonstram raiva, a água dos olhos diz tristeza:

— Como posso dormir tranquila e ter sonhos bons quando milhões de pessoas livres foram roubadas do seio familiar, escravizadas, levadas em navios morteiros fétidos e inóspitos, colocadas de quatro ainda crianças para servirem de "cavalinho" de brincar dos pequenos brancos? Não é natural que uma pessoa que passe por esses revezes tenha pesadelos, insônias? Pra mim, se me escravizam, o normal é que eu tenha banzo, coma terra e morra de sofrência. Estranho seria se a alguém agradasse ser escravo e discriminado. Quem está doente não sou eu, doutora, é este país!

"Quando me mudei pra cá, queimei um incenso para agradecer, fiz um jejum mental pra só pensar em coisas boas que agradam a Deus. Passei a cantar todas as manhãs com os pássaros. O meu sonho era andar bem limpinha pra não ter vergonha de abraçar as pessoas, usar roupas boas e residir em uma casa confortável e quentinha. Eu nasci na favela, na lama tóxica, cheia de vermes, nas margens dos rios imundos; não tinha açúcar, nem óleo, nem sabão. Só quem já viveu a miséria para saber a dor da fome. Uma vez comi um macarrão do lixo com receio de morrer, porque outrora, quando ainda catava papel na favela, conheci um jovem que pegou uns pedaços de carne que os lixeiros haviam jogado, ofereceu-me um pouco, pra não o magoar aceitei, procurei convencê-lo a não comer aquela carne, seria melhor comer os pães duros roídos pelos ratos. Ele me disse que não, que não comia nada havia dois dias. Acendeu o fogo e assou a carne. A fome era tanta que ele não pôde esperar a carne ficar bem passada. Esquentou-a e comeu. Pra não presenciar aquela cena, saí pensando: 'Faz de conta que eu não vi. Isso não pode ser real num país fértil e rico em alimentos como o meu'. No outro dia encontraram o jovem morto. Os dedos do seu pé abriram em um espaço de vinte centímetros. Estava inchado como um balão de borracha. Não tinha documentos. Foi sepultado em cova rasa como um Zé Ninguém.

"Eu me lembro do quanto minha mãe ficava feliz ao ver a gordura frigindo na panela de lata velha, um espetáculo deslumbrante! Eu e meus irmãos sorríamos vendo ferver a comida, ainda mais quando tinha arroz e feijão, parecia dia de festa para nós. Quando tinha quatro pratos, minha mãe dizia: 'Hoje até parece que somos gente', e ficava sorrindo à toa. A tontura da fome é pior do que a do álcool, esta nos impele a cantar, a fome nos faz tremer. A barriga cheia de ar dói, a boca fica amarga, como se não nos fossem suficientes as amarguras da vida. Revoltava-me contra o serviço público. Certa feita fui ao prédio do governo, foi lá que vi os pobres rangendo os dentes, saírem chorando. As lágrimas dos miseráveis comovem os poetas. Já vi armazéns de alimentos se recusando a vender comida mais barata para mães com crianças de colo, para logo depois ver os mesmos gerentes que negaram a pechincha jogando sacos de lentilhas fora, por terem vencido, na lagoa para os peixes. Naquela ocasião senti inveja dos peixes pensando: 'Felizes são estes peixes, que não precisam trabalhar tanto e comem bem'. Depois o frigorífico parou de colocar ossos no lixo para evitar que minha mãe e outras mulheres se aglomerassem em volta dos latões, dizendo que estavam a catar carne para dar para os cachorros por vergonha de admitir que queriam fazer sopa com os ossos descartados para seus filhos."

CAPÍTULO H
HISTÓRICO

Ela chorou por uns instantes, e me alegrei ao me ver capaz de acalmar a paciente. Em verdade, estou me segurando para não chorar também...

Já menos nervosa, ela continua:

— Eu sei que já foi pior. Como estou dizendo. Nem condeno Chica da Silva por procurar imitar os hábitos e costumes da elite, ela não foi a única. Ela foi comprada como escrava sexual. No lugar dela você faria diferente quando seu "dono" morresse? Enfrentaria o sistema e libertaria seus escravos? Eu tentaria me integrar à sociedade, por mais doente que esta fosse, afinal, pelo menos assim a gente se sente gente. As escravas almejavam sempre que seus filhos não fossem escravizados, às vezes até abortavam propositalmente, de tão abominável que é a ideia de trazer um bebê ao mundo para ser escravo de outrem.

"A África da Baixa Idade Média não era tão diferente assim da Europa da Alta Idade Média. Havia pequenos reinados, feudos, vilas, aldeias, cidades e tribos livres. Havia monarquias, reis, rainhas, príncipes e princesas. Alguns desses foram capturados por vizinhos rivais e vendidos no Castelo de São Jorge da Mina, propriedade dos portugueses na qual Colombo trabalhou antes de vir para a América.

"Sabia, doutora, que, enquanto Colombo trabalhava nessa infame fortificação, um dia, a maré trouxe um corpo de um indígena brasileiro até a sua embarcação? Ele ficou assustado e perguntou aos negros nativos se já haviam visto algo assim, e responderam: 'Sim, a maré traz de tudo, estes aí são os pelados, habitam as ilhas do extremo ocidente'. Colombo logo pensou se tratar do extremo oriente da Índia, daí sua viagem e o nome que deu aos nativos quando chegou aqui."

Faz uma pequena pausa e, depois de uma longa risada, diz:

— Não são as virtudes reais que em nossos dias despojam de adulações e méritos. Sejamos sinceras: a maior parte dos ricos e poderosos, dentre políticos e empresários, é, geralmente, muito pouco, ou nada, virtuosa. Não têm quaisquer traços das virtudes reais; pelo contrário, vestem-se com paletós feitos de dólares e joias douradas, como se isso compensasse o fato de não serem virtuosos.

"Pra mim isso não passa de uma falácia, são falsos os seus mantos! Que as virtudes sejam as reverenciadas e desejadas, e não os paletós envernizados dos medíocres ricamente insensatos. 'Mas olha o carro que ele tem, veja a mansão onde mora, as fotos de suas viagens e seus iates' ... Um carro que consome o planeta para se locomover, uma mansão que nenhum indivíduo sozinho seria capaz de construir nem sequer limpar, viagens vazias de ostentação e iates inúteis, com custos de manutenção anuais que dariam para sustentar uma pequena cidade africana que não tem saneamento básico e cujos índices de mortalidade mantêm-se elevados. E tem gente que acha bonito tudo isso?

"Há uma necessidade hierárquica que emerge uma vez que as necessidades primárias são saciadas. Necessidade enquanto indivíduo de configurar-se dentre posições sociais de prestígio. Até aí tudo bem, podemos discutir inclusive razões hormonais para tal fato. O problema é que tais posições de prestígio são ocupadas exatamente pelos não virtuosos. Pois bem, já que a questão de se sentir parte de um grupo 'alpha' de indivíduos é algo, digamos, biológico, na medida em que é inescapável de qualquer exemplo populacional de que disponhamos, de lagostas a felinos, por que não passarmos a admitir que tais posições devam ser ocupadas pelos virtuosos e não pelos medíocres?"

— O castigo deles é serem eles mesmos. A recompensa daquele que está alinhado com as virtudes reais é a própria felicidade do Ser, o coração tranquilo, a consciência em paz e a serenidade da contemplação. — Deixo escapar esses dizeres sem de fato ter a intenção de dizê-los, mas acho que a paciente se contenta ao ouvi-los.

Ficamos a olhar uma para a outra por alguns momentos. Acredito, professora, que eu não sabia muito bem o que dizer à srta. Rosa Dandara da Gama.

CAPÍTULO I
PESADELO

— Doutora, tenho um sonho recorrente... sonho não, pesadelo. Um dia resolvi escrevê-lo do jeito que melhor me lembrava ao acordar, decorei as frases que me saíram.

Professora, era como se minha paciente estivesse hipnotizada. Lembro-me de uma aula na universidade de Medicina, em que vi uma colega morder uma cebola pensando ser uma maçã sob efeito de hipnose. O olhar da srta. Rosa Dandara da Gama era o mesmo de minha antiga colega. Ela disse o que se segue:

— Tinha um peixe, terrestre e aquático, em uma vaga enorme de cascalho. Antes do advento da mudança da ordem mundial, um caso maravilhoso: o campo mudado, o pilar transmutado no rochedo nodoso. Do sistema estrelar de Castor em nave, por três noites grande fogo no céu tombará, bem pouco depois a terra tremerá.

"Que grande perda! Dilúvio de fogo que por longo século não se verá refeito. As flores passadas, diminuído o mundo, longo tempo a terras inabitadas, marcharão por céu, terra e onda, depois de novo as guerras suscitadas. De noite, o Sol pensarão ter visto, quando o porco meio homem será.

"Barulho, canto, batalha ao céu percebida. E bestas brutas a falar se ouvirão. Após descanso vagarão pelo império devastado. Via-me comprando uma leoa e um leão.

"O grande socorro virá da Etiópia: um pouco antes da inundação. O chefe da nave preso, posto no porão. Castelo e palácio em conflagração.

"Por fogo o céu, e a cidade quase abrasada, depois que Libra deixar seu Panteão.

"Os lugares populados estarão inabitáveis, pelos campos grande divisão: reinos abandonados a prudentes incapazes, entre os grandes irmãos dissensão. O divino Verbo dará a substância, compreendida no céu. Terra, ouro oculto no leite místico.

"Quando o animal do homem doméstico, após grandes penas e saltos, vier a falar.

"Meu leão e minha leoa de estimação faziam todos terem medo de mim. Quando se aproximavam eram arranhados. Lembro-me de carregar meu leão no colo desmaiado.

"Em quinhentos anos mais informação se terá. Aquele que era o ornamento do seu tempo, depois de um golpe, grande claridade dará.

"Após o rei da estirpe de guerras falando, as ilhas comandadas o terão em desprezo.

"Vou-me embora quando da Supernova sem peso."

Nesse ponto de seu discurso decidi interrompê-la. Professora, não sei se entendi muito bem o sonho de minha paciente; pareceu uma guerra futurística com naves espaciais chegando das estrelas Castor, e uma espécie de novo império de humanos galácticos se erguendo após algum tipo de devastação. De tanto ver a vida por um ângulo sinistro, a paciente acabou por desenvolver sintomas somáticos.

CAPÍTULO J

LUZ NO CAMINHO

— Deixe-me contar uma história que li em um livro de medicina e neurociência. Uma mulher foi ao psicanalista porque estava tendo ilusões, delírios e transtorno de perseguição e megalomania. Ela veio a acreditar que fazia parte de um esquema de espionagem internacional, recebendo avisos e mensagens subliminares por meio de programas de rádios e jornais. Pois bem, uma vez averiguada a situação familiar e social da paciente, perceberam que ela provinha de uma família de grandes realizações. Seus pais, tios, irmãos e primos, todos eram pós-doutores premiados em suas respectivas áreas de atuação, seu marido era um executivo bancário multimilionário. Por ela ter apenas um diploma de biblioteconomia, passou a somatizar, isto é, a ter sintomas físicos como alucinações e outros transtornos, exatamente por se achar inferior ao seu círculo social. Depois de algum tempo de terapia, com exercício de autoconhecimento, apoio familiar e medicação apropriada, seus sintomas desapareceram, ela recuperou a saúde e foi concluir seu mestrado como bibliotecária. O que quero dizer é que alguém que tinha tudo que o mundo ocidental pode oferecer ainda foi vítima de transtornos psíquico-somáticos.

Professora, depois de explicar esse caso para a paciente, senti que não havia muito mais o que dizer a ela naquele momento. Continuei da seguinte maneira:

— Não condenes o homem que cede. Não os censures nem te apartes deles. Antes, pelo contrário, procura aliviar algum tanto o pesado karma que ao mundo oprime. Presta a tua ajuda aos poucos braços vigorosos que impedem as potências das trevas de obter vitória.

"Busca a flor que desabrocha durante o silêncio que segue à tormenta, e não antes. E no silêncio profundo ocorrerá o misterioso sucesso, o qual provará que se encontrou o caminho. Podes chamá-lo como quiser, é uma voz que fala onde não há ninguém que fale, é um mensageiro que vem sem forma nem substância, ou, antes, é a flor da alma que se abriu.

"Quando Jesus chegou aos pés do Himalaia, leu em um templo sagrado 'Há Três Verdades que são absolutas e não podem ficar perdidas, mas podem permanecer em silêncio por falta de quem as proclame. Ei-las:

"'1 — A alma do homem é imortal e o seu futuro é o de algo cujo crescimento e esplendor não têm limites;

"'2 — O princípio que dá a vida mora em nós e fora de nós, é imortal e eternamente benéfico, não é ouvido nem visto, mas pode ser percebido por quem for desejoso de o perceber;

"'3 — Cada homem é o seu absoluto legislador, o dispensador da glória ou das trevas para si próprio, é o decretador de sua vida, recompensa e punição'.

"Eis os três presentes que os reis magos do Oriente lhe trouxeram, simbolizados em mirra, incenso e ouro. Estas Verdades, grandes como a própria vida, são simples como a mente do mais simples dos homens. Alimentai com elas os famintos.

"Aquele que procura o mal recusa olhar para dentro de si mesmo, cerra seus ouvidos à melodia do coração, assim como os olhos à luz de sua alma. E assim age porque acha mais fácil viver submerso nos desejos. Mas no fundo de toda vida existe uma corrente impetuosa que não reconhece obstáculos, as grandes águas estão realmente ali. Encontra-as e perceberás que ninguém, nem mesmo a criatura mais miserável, deixa de ser uma parte dela, por mais que procure fechar os olhos e construir para si uma fantástica forma externa de horror. Todos os seres, entre os quais penosamente avanças, são fragmentos do divino. A própria vida tem a sua linguagem e nunca permanece silenciosa. E essa linguagem não é um grito, como poderias supor que tu és surdo, mas um canto. Aprende dele que tu és uma parte da Harmonia; aprenda dele a obedecer às leis da Harmonia."

Professora, não sei explicar exatamente por quê, mas senti uma necessidade de falar, que minha boca parecia pronunciar palavras sozinha. Depois de estranhamente eu ter citado tudo que aprendi de *Luz do Caminho*, Rosa Dandara da Gama saiu da sala de consulta se despedindo e me agradecendo. Parecia que alguma entidade, na certa fã da Mabel Collins, tinha descido em mim.

PARTE III

Nativos

Terceiro paciente:
Ubiratan Ailton Kopenawa

CAPÍTULO K
CERTIDÃO

Professora, eu me sentia ligeiramente confusa antes de receber meu próximo paciente. Depois do ansioso José Santos do Monte, que falou um monte, depois da enraivecida Rosa Carolina Dandara da Gama, e eu me vendo somo se fosse uma terceira pessoa a observar palavras saindo de minha boca, confesso novamente que estava um pouco assustada. Mas talvez fosse só cansaço, não dormira tão bem na última noite.

Na ficha do meu terceiro atendimento, está escrito:

> **Nome:** *Ubiratan Ailton Kopenawa.*
> **Idade:** *21 anos.*
> **Profissão:** *estudante.*
> **Religião:** *xamanista.*
> **Queixa:** *depressão, delírios e acessos de raiva.*

— Doutora, eu vim de longe para lhe ver, vim da reserva indígena do Norte. Disseram-me que a senhora é a nova xamã dessa cidade e que poderia me ajudar, por isso resolvi vir.

— Não sei se sou nenhuma xamã, mas espero poder ajudar-lhe. Conte-me um pouco sobre você e como tem se sentido.

— Tudo começou quando ouvi dizer que nossa pátria-mãe gentil tem quinhentos e poucos anos. Não é verdade!

Ela é tão milenar quanto todas as suas irmãs! Quinhentos anos é apenas a data do início da colonização, momento lá não muito agradável para os povos nativos, dos quais eu descendo. Imagine a carta de certidão da nação invertida, escrita na visão dos indígenas, mais ou menos nos seguintes termos:

"A feição deles é serem brancos, rosados e peludos. Andam cobertos com panos estranhos e fedem muito. Morrem de vergonha de verem o corpo humano nu, decerto devem ter problemas de sexualidade. Não apresentam ossos nem dentes, nem garras enfiadas em seus beiços, sinal de que não sabem dos espíritos e costumes da floresta. Seus cabelos são ondulados e sujos. Deixam crescer sem serem tosquiados até trazerem grande quantidade de piolhos, pulgas e outras coceiras. Não fazem uso da plumagem, que é leve e bela; em vez disso preferem metais pesados e tóxicos.

"Mostraram-nos uma ave estranhíssima, que não voa nem corre direito, chamam-na de galinha. Quase ficamos com medo pensando que poderia se tratar de alguma bruxaria caso comêssemos de tão esquisita criatura. A comida deles é horrível, tudo excessivamente cozido, adoçado ou salgado em demasia. Deram-nos a bebida de preferência dos perós, chamam-na vinho, quase vomitamos. Até a água que eles bebem parece apodrecida.

"Não dormem em redes, mas no chão, em rasos chumaços a que chamam de colchões, totalmente desprotegidos dos animais rasteiros, cobras e aranhas. Deram-nos duas camisas e deixaram-nos três prisioneiros forçados que não queriam mais carregar consigo, talvez estes tenham sido os primeiros presentes de grego das Américas contendo vírus e bactérias até então desconhecidos por nós.

"Demos a eles água boa de beber e comida boa de comer. Arcos e setas boas de atirar. Em troca, sombreiros e carapuças recebemos. Sua língua é tão estranha que pode haver mais entendimento naquele momento.

"Fizeram uma cruz de madeira e atiraram as mãos aos céus. Imagino que louvem a constelação do cruzeiro do sul com tal escultura. Fitaram gravemente umas peles com desenhos, bizarro hábito.

"Não pintam seus corpos com jenipapo nem urucum. Não parecem ter apreço verdadeiro por suas mulheres, pois não pudemos ver nenhuma delas. Será que elas são tão peludas quanto eles?

"Seus xamãs não apresentam quaisquer pedras ou ornamentos encantados, mas pelo que pudemos entender têm ainda mais um horrendo costume, o de beber e comer aos seus próprios deuses.

"O capitão dos perós não quis que lhe furassem o beiço em honraria. Parecem não saber dançar ou ter qualquer mobilidade harmoniosa nos movimentos dos quadris. Um deles nos admirou com um instrumento musical que desconhecíamos, chamam-no gaita de acordeão.

"Acolhemos seus prisioneiros como hóspedes sagrados. Desdenharam de nossas moradas, ao que entendemos, por serem de madeira, barro e palha. Em suas casas não deixam fogueiras acesas, deixando entrarem os animais e os maus espíritos. Separam as famílias com ideias ininteligíveis de propriedades privadas.

"Gostam muito dos objetos incas, chamam-nos de metalurgia. Gostaram muito de nossas mandiocas e palmitos. Surpreenderam-se com os papagaios e tucanos. Ora, nunca os tinham visto, apenas suas galinhas desengonçadas. Tomaram algumas em gaiolas lhes cortando as asas.

"Cuidemos que não nos barbarizem com seus ritos e hábitos imundos. A magia que trazem consigo não perde em nada para os nossos maiores pajés. São capazes de matar uma anta com apenas um queimar de faísca pelo aparelho de feitiçaria que denominam pistolas.

"Não têm caciques, mas obedecem e adoram a um distante além-mar, que chamam de rei."

CAPÍTULO L
COSTUMES

— Pense bem, doutora, não é natural eu estar revoltado e deprimido? E se fosse o contrário, se os índios tivessem chegado em Portugal e obrigado os perós a dormir em redes, se despir, caçar, colher e pescar, proibindo-os de praticar o cristianismo? Como acha que os portugueses se sentiriam? Naturalmente revoltados e deprimidos, não?

"O fato de os aborígenes do século XVI serem canibais não é motivo para que sejam apagados da história os primeiros povos a habitarem estas terras de Pindorama. Os hebreus não têm orgulho de sua história? E na época de Moisés, não eram costumeiras as aberrações? Os chineses não se orgulham de sua muralha, assim como os egípcios de suas pirâmides, construções feitas ao preço do sangue de escravos? Não é saudosismo, não queremos viver como os antigos. Apenas não podemos aceitar que nossa história tenha sua origem em um dos eventos mais tristes sob a perspectiva dos povos nativos. Até hoje no mundo ocidental, nos países de primeiro mundo, ainda existem casos isolados de canibalismo.

"Quanto ao meu povo, digo, os tupis dos cronistas de 1500, sei que: entre os guerreiros tupis havia especialidades. Alguns eram mais habilidosos no arco, sendo que não erravam o olho de um pássaro ou um camundongo a até algumas centenas de metros. Outros eram corredores e nadadores fabulosos. Havia ainda os que exercitavam a força física ou treinavam as artimanhas das armadilhas e dos venenos. Por que temos que remeter a Aquiles ou Leônidas se temos guerreiros tão bravos quanto aqui mesmo em Pindorama?

"Além dos pajés, das crianças e dos idosos, também eram poupados da guerra os melhores cantores e contadores de histórias, vistos com muita estima pelo restante da tribo. Algumas mulheres aderiam à guerra integrando o corpo dos guerreiros. Outras dedicavam-se às ervas medicinais, à lavoura, e ao cuidado das crianças e enfermos junto aos pajés. Por que recorrermos a Sócrates e às amazonas gregas se temos a Amazônia real aqui para nós?

"Quando saíam à procura de formigas, as mulheres colocavam-se diante do formigueiro e entoam uma cantilena: 'Vinde, amiguinhas, vinde ver a moça bonita, que te dará avelãs'. Esse encantamento era repetido à medida que as formigas iam saindo. Não é bonito, doutora?!

"Os homens encarregados de extrair as cascas de árvore, destinadas à fabricação das canoas ou ubás, tinham de jejuar, sob pena de atraírem desgraça quando estivessem navegando. Costumavam apaziguar tempestades, lançando ao mar penas de perdizes e outras aves.

"Os grandes caciques se viam na obrigação de parlar, negociar e ceder, apenas perante os maiores xamãs, que eram vistos na mais alta estima dentre todas as tribos. As aldeias tinham seus pajés, bruxos curandeiros responsáveis pela medicina, astronomia, cosmologia, interpretação dos sonhos e aconselhamento aos caciques. Tal qual a senhora, doutora. Os grandes xamãs não viviam permanentemente em tribo alguma; andavam a peregrinar e errar entre todos os povos, tupis e não tupis.

"Na oca do cacique principal podiam viver mais de trezentas pessoas. Todas as moradias eram compartilhadas por famílias aparentadas, por casamento ou sangue. Todas as noites os principais das ocas se reuniam com o cacique da aldeia para ouvirem os dizeres do dia. Além de um relatório geral dos afazeres na tribo, falavam também das desavenças, reconciliavam-se, ouviam as lendas dos pajés e tinham algumas predições sobre o futuro próximo.

"Havia fogueiras espalhadas pela grande cabana, redes armadas, maracás e utensílios diversos, além de potes e jarras com cereais, cauim e ervas de fumo secas. Em um canto, havia um grande amontoado de plumagem e tecelagem com fibras de cipó. Enterrados por debaixo da oca, estavam as urnas e restos mortais dos antepassados da tribo.

"Imagine que uma nativa, ao voltar da colheita de mandioca, vendo um alvoroço em torno do local no qual fora armada na noite anterior uma armadilha, avista uma jaguatirica capturada e vê os homens temerosos de que o animal se soltasse e os atacasse. Punha-se, pois, de joelhos a orar pelo espírito do animal: 'Não te vingues em nossos filhinhos, peço-te pelo fato de teres sido aprisionada e morta, aliás por engano, pois não fomos nós que te iludimos, mas tu própria. Nossos homens haviam armado laços para apanhar animais de caça, cuja carne nos serve de alimento. Não esperavam apanhar-te e só te mataram pelo receio de que tu, quando solta, viesses a fazer-lhes algum mal. Portanto, tua alma não deve incitar à vingança as almas dos teus semelhantes, a fim de matar os nossos filhos'.

"Após os primeiros preparativos para uma festança, os nativos dividiam-se, os homens adentravam em uma oca, as mulheres noutra e as crianças e idosos em uma terceira. Na oca dos homens iniciavam-se os cantos. A princípio parecia um murmúrio surdo de rezas e orações. Pouco a pouco, erguiam suas vozes repetindo estribilhos como 'Ay He hé, Ay he hé, Hay, ra ráy'. Então a oca das mulheres se unia à dos homens em harmonia, também cantando 'Ay he hé, Ay he hé, Háy, ra ráy' e começavam a dançar em roda, muito perto umas das outras, saltando e agitando-se. As crianças, ouvindo a harmonia dos cantos tribais, tentavam imitar os adultos sendo orientadas pelos mais velhos.

"Seguindo esta abertura cerimonial, os tupis habitualmente faziam uma pequena pausa e uniam-se no pátio principal, mulheres, homens, crianças e idosos. Então todos passavam a tocar seus instrumentos, dançar, assobiar e cantar, desordenada, porém rítmica e harmoniosamente.

"Como podemos trocar essa vida pela busca insaciável por dinheiro que os brancos têm? Dizem-nos 'Se trabalharem terão dinheiro', mas essa é uma afirmação falsa e injusta. Muitos trabalham todos os dias de suas vidas e não têm como pagar por seus remédios ou enterros, muitos que têm muito dinheiro produziram pouco ou absolutamente nada, em verdade. Os brancos, de fato, gostariam de ter muito dinheiro sem trabalhar, ou melhor, para não trabalhar, pior mentalidade desconheço. Quando alguém já tem dinheiro para comer, morar, dormir, beber e tudo o mais, em vez de fazer doações e caridades, coloca seu irmão para trabalhar para ele. Faz-lhe limpar os excrementos que ele próprio expeliu. Dizem então que é 'rico'. Invejam-no, porque, no mundo dos brancos, a importância de um homem não se dá por sua nobreza de caráter, coragem ou pelo brilho de suas ideias, mas pela quantidade de dinheiro que tem. Vejo que o dinheiro o pôs doente, obcecado, ficam inchados como frutas podres quando cai a chuva tropical. E fazem tudo isso sem que a consciência lhes doa, não os atormenta, não perdem o sono por saber que estão roubando a força dos outros. Enfim, um 'rico' nunca sabe se as honras e bajulações são para ele ou para o seu dinheiro; geralmente são para o dinheiro."

CAPÍTULO M

XAMANISMO

— Claramente, de lá pra cá nossos hábitos e cultura foram se adaptando com as gerações que advieram.

Professora, embora estivesse interessada pelo amor que o sr. Ubiratan Ailton Kopenawa emanava por sua cultura, comecei a sentir um cansaço mental. Mas eu ainda tinha energia e, portanto, prossegui com a entrevista:

— Você diz que é xamanista. Poderia me falar um pouco a respeito? — pergunto.

— Sim! Digo que Tupã criou o mundo e teve dois filhos. Seus filhos eram seres mágicos capazes de se metamorfosear em adaptações maravilhosas a fim de melhor viverem na natureza. Foi assim que os animais, os peixes, os frutos e as flores foram criados. Vendo que seus filhos se sentiam sozinhos a brincar com os animais da floresta, Tupã deu-lhes uma esposa. Com ela eles geraram outros filhos e filhas. Mas logo vieram as discordâncias e apareceram entre os irmãos o ciúme e o ódio.

"Indignado com as brigas e revoltas de seus filhos, Tupã enviou para a Terra Yurupari, o demônio da mata, a besta do fogo. Yurupari colocou fogo no planeta todo, em perseguição severa aos dois irmãos. Tupã enviou um dilúvio para apagar o fogo. Os filhos de Tupã foram transformados no sol e na lua, e a esposa deles se tornou a estrela vespertina.

Yurupari ainda os persegue nos céus em forma da constelação da ursa menor.

"Após o dilúvio apenas um jovem, filho do sol, e uma jovem, filha da lua, netos portanto de Tupã, sobreviveram por terem se dependurado em riba da mais alta palmeira do mundo. Depois que as águas cessaram, os dois desceram e deram origem ao povo tupi, chamando estas terras de Pindorama (isto é, terra das palmeiras). Há pouco tempo li que os astrônomos postularam que a criação do sistema solar se deu por uma perturbação nessa região da galáxia quando da passagem próxima das nuvens de Magalhães; meio que nossa nebulosa foi excitada, como um casal progenitor de um filho. Acredito que os xamãs estavam certos o tempo todo. E pensar que a maior parte dos cientistas parece que nem sequer contempla mais o céu noturno, não se lembra mais por que decidiram se tornar cientistas em primeiro lugar; quando, ainda crianças, maravilharam-se com o mistério do infinito."

Depois disso Ubiratan faz uma pausa e respira fundo, prosseguindo da seguinte maneira:

— A mim impressiona o fato de a explosão do supervulcão de Toba há mais de setenta mil anos tenha chegado aos nossos dias através da tradição oral no formato da primeira Queda do Céu de que falam os xamãs, o primeiro fim do mundo que a humanidade é capaz de recordar, conforme dizem os profetas. Assim como o final da última era glacial, por volta de vinte mil anos. Os antigos apenas viam as águas subirem ano a ano e tomarem seus vilarejos litorâneos, não sabiam quando nem onde a água pararia de subir, eis o dilúvio. Falo em primeiro fim do mundo porque, na verdade, algum mundo acaba pra alguém todo dia.

"As matas são os cabelos do planeta, os rios seu sangue, as pedras seus ossos. Se os que têm voz não falarem pelos que não têm, nada se faz. A consciência existe como um condensado de tempo. Fundamos um império, uma república e mantivemos os desvalores e mentalidade colonial. Tempo não é dinheiro, nunca foi e nunca será. Todos os conceitos das virtudes e vicissitudes são ensinados por meio dos mitos. Cada mito tem seu herói, que simboliza o conceito desejoso de ser aprendido. Notar que ainda existem pessoas nos nossos dias que vivem de forma muitíssimo assemelhada aos nossos antigos antepassados dos livros de história, de milênios atrás, é como uma viagem no tempo, como trazer alguém do passado para o presente e perguntar: 'Vejam as maravilhas tecnológicas da contemporaneidade, o que acham?'. Temo que a resposta seria negativa. Doutora, este país está muito difícil de dar certo. É preciso reformular as nossas fundações históricas, depois proclamar novamente a república, para, enfim, termos instituições menos corruptas e perversas, que pensem nas futuras gerações e invistam em educação e saúde, respeitando as diferenças dentre o povo e as minorias.

"E pensarmos que os milhares de anos de cultura, os cérebros mais inteligentes, tudo quanto já foi escrito, não foram capazes de evitar esses rios de sangue que continuam a ser derramados. Infelizmente, muitas mentes ao longo das épocas voltaram-se, como quem presta homenagem, aos feitos de guerras de gerações passadas, como se para serem grandes necessitassem tornar-se grandes carniceiros. Grave equívoco!

"Durantes os dois primeiros séculos nos foram tomados os litorais. Depois, nos anos 1700, época das minas gerais, nos empurraram sertão adentro. Nos anos 1800 e 1900 foi o ciclo da borracha e do café, fomos obrigados a adentrar ainda mais os remanescentes das florestas. Os poucos sobreviventes desse processo estão hoje sob risco de perderem o que lhes sobrou de terras e serem extintos e aniquilados."

CAPÍTULO N
ESAÚ E JACÓ

— Doutora, um dos meus parentes da aldeia, de minha idade, veio pra cidade e não quer mais voltar a viver na tribo. Ele diz que somos atrasados, que não há saída para os habitantes das florestas, que seremos devorados mais cedo ou mais tarde pelas máquinas dos brancos. Diz que devemos vender nossas terras para os garimpeiros e madeireiros, pegar o dinheiro e ir todos para a cidade.

"O xamã mais poderoso que conheço já previu a nova Queda do Céu! Os brancos retiram os minerais do planeta sem saber se o planeta precisa deles. Eu ouço a voz das montanhas. Sei o humor dos rios. Sinto e falo com as árvores. Apesar de falar português, não me conformo de ter que me 'integrar' a uma sociedade que me parece profundamente maluca. Em uma conversa entre Beethoven e um de seus irmãos, seu irmão assinava a carta dizendo: 'Fulano de tal, dono de terras, imóveis, mansões, honrarias e títulos mais'. Em sua resposta, Beethoven assinou: 'Ludwig van Beethoven, dono de um cérebro!'"

— Conhece o mito de Esaú e Jacó?

— Não, doutora, só sei o de Macunaíma... É da Bíblia?

— Machado de Assis!

"A Santa Casa cura, a Biblioteca Nacional também!", lembro-me de ter pensado enquanto se retirava de minha sala o sr. Ubiratan Ailton Kopenawa.

PARTE IV

Guerra e democracia

Quarta paciente:
Luzia Helena Falcão

CAPÍTULO O
ERA UMA VEZ

Professora, antes que eu percebesse, entrou em minha sala uma mulher com sua ficha de consulta em mãos, colocou-a sobre minha mesa e vi que continha apenas seu nome, "Luzia Helena Falcão". Pois veja que coincidência, professora, minha quarta paciente tinha o mesmo nome da senhora, trocando-se apenas a ave, de Falcão para Faisão. Estranhei por um segundo, por um instante ela pareceu-me inclusive parecida com a senhora, pensei que pudessem ser parentes. Mas deve ser só minha imaginação.

— Olá! Perdão, em sua ficha consta apenas o seu nome. Poderia me dizer sua idade?

— Tenho doze mil anos, aproximadamente. Claro que já morri, mas continuo a renascer de novo e de novo neste país. Acho que esta é minha última vida humana, haja vista que minha ossada só sobreviveu ao incêndio do Museu Nacional porque tinham me guardado em uma caixa de metal. Engraçado processo esse de que as almas andam não só de um corpo para o outro, como também de um mundo para o outro. Quando fui Bruno, queimaram-me vivo por não desdizer que a alma é imortal.

"Há tantos contrastes entre nômades e sedentários. Vivi a maior parte de minhas vidas como seminômade. Costumam ser religiosamente mais tolerantes. Primeiro vieram as migrações. Infindas e inacabáveis. Sempre para o leste. Migrei, em verdade, inúmeras vezes.

"Depois vieram as guerras. Autodestruição coletiva das nações. Imagine, doutora, que um governo, do qual você não conhece nenhum dos representantes, te manda para o front de guerra com dezoito ou dezenove anos. Chegando lá você vê o horror, real e malcheiroso, da guerra absoluta. Ao retornarem para casa, os veteranos de guerra adoecem mental e espiritualmente. Nada mais natural. Quem são, pois, os loucos, os soldados cujos corpos responderam de maneira natural a uma atrocidade comunitária, ou os governantes que enviam terceiros para travarem suas batalhas? Quem está doente de fato: o que sofre de trauma pós-guerra, ou a sociedade que o enviou para tal finalidade?

"Lembro que eu gostava de colecionar pedras. Quando avistava alguma rocha cujos maiores tormentos naturais, dentre tempestades, ventos, secas e demais coices que a vida de uma pedra pode levar, resultavam em algum formato, furos e contornos que me agradavam, lembrando-me de meus antepassados, guardava-a comigo junto à minha primitiva coleção.

"Já fui boa artesã, conseguia confeccionar cestos, tipoias, redes, tranças, cordas, artigos de vestiário, adorno e pinturas corporais. De minhas massas e pães, assados e defumados, não me lembro de terem reclamado.

"Eu já tinha ouvido falar das grandes cidades muradas dos sedentários e de como este ou aquele reino exibiam grandiosidade em seus monumentos e túmulos reais. Achava aquilo tudo uma grande bobagem. Ora, haviam submetido outras tribos como a minha a trabalhos forçados. As grandes muralhas e palácios não eram senão a ostentação da exploração do trabalho alheio. Não seria algo para ser motivo de orgulho para um povo; pelo contrário, nada mais vergonhoso, pelo menos aos meus olhos era o que parecia.

"Muitos séculos antes dos primeiros teóricos das belicosidades, já havia entendido sobre o assunto, conforme me fora explicado. O exército primeiro, nascido nas novas dinastias, não usava apenas uma arma de ataque e um pesado escudo de defesa, mas tinha bigas, ancestrais das carruagens, guiadas por fortes e velozes cavalos. Nessa época, os líderes figuravam sempre nas linhas de frente das batalhas e passaram a valer-se de pesados vestuários de couro e bronze, capazes de barrar setas indiretas e golpes não letais. Dentre forasteiros mercenários nômades e outros novos recrutas, especializaram-se em escavadores de trincheiras, arqueiros e tropas de choque. Os soldados desejavam ver-se vitoriosos ao final das batalhas como forma de ascender socialmente na comunidade na qual estavam inseridos.

"Os seminômades, tendo de enfrentar constantemente as ameaças de frio, fome, seca, eram mais rudes nos costumes de alimentação e de higiene. É verdade que gostávamos de lutar, mas não conhecíamos formação de exército. A guerra, até então, era bem-vinda, na medida em que não figurava risco de extermínio; mas, àquela altura, a situação invertera-se.

"O exército da dinastia opressora, essa força militar inédita, ganhou a batalha conquistando os territórios das tribos que resistiam a se tornar seus súditos. Talvez fosse a anunciação de uma mentalidade primordial colonialista.

Dizem que houve união dos reinos sob uma única bandeira. Mas o egoísmo e a autoridade, que tudo corrompem, cegaram as pessoas ao ponto de não perceberem as tragédias que se anunciavam. Era o começo do fim do estilo de vida caçador-coletor. Por milhões de anos, meus antepassados viveram circunscritos nessa lógica, em equilíbrio com a natureza. E ali, naquela guerra, eu percebia o prenúncio de um longo processo de fagocitose cultural.

"Por que se deixam abater pela extravagância e bravata? Por aquilo que é apenas momentaneamente grandioso e que no dia seguinte os privará do mais profundo prazer das coisas simples? É o comum que é maravilhoso! As colinas e os rios, exatamente como são! As moradas com suas formas e harmonias tranquilas, as árvores grossas, em nada heroicas, e tudo isso com o extremo cuidado da proporção na beleza da composição final. Essa, sim, era uma obra que exigia a máxima habilidade do maior dos mestres.

"Para quem nunca viu o inferno, é difícil explicar como é o paraíso.

"Dizem-se religiosos e forçam suas crianças a adentrar instituições que não aceitam questionamentos ou pensamento crítico, enfiam dogmas goela abaixo sem qualquer vínculo real com as virtudes do celeste.

"Mais tristes ainda são as guerras que ocorrem por razões de religiosidade; absurdo maior não há. Entendo que, uma vez que a guerra começa, o ódio se propaga pelas famílias, gerações nascem e morrem alimentando o ódio de povos vizinhos. A raiva torna-se cíclica, e a guerra nunca mais vai embora do lar dos homens."

CAPÍTULO P
DEMOCRACIA

— Os gregos pensaram a democracia, os romanos fizeram a república. Democracia, mas com escravos. República, mas só para os oligarcas. Depois do golpe de César foram dezoito séculos de dinastias, monarquias e tiranias ao redor do globo todo, até que os padrinhos norte-americanos ressuscitaram os antigos ideais greco-romanos e restabeleceram novamente uma república democrática. E mesmo assim a escravidão prosseguiu por mais algumas longas gerações. "Todos os homens são criados iguais, mas uns são mais iguais que os outros." Quando duas pessoas sonham a mesma coisa, que nome se dá a esse fenômeno?

Professora, não sei dizer ao certo por quanto tempo a sra. Luzia Helena Falcão falou. Talvez eu tenha confundido alguns parágrafos e frases. Mesmo assim, quero relatar-lhe tudo quanto me é possível recordar:

— Biologicamente falando, somos todos parentes, uma só imensa família. Eu sei disso porque tenho mais de doze mil anos, mas tem gente que não percebe. Quanto mais casamentos existirem entre famílias ou entre nações e etnias fechadas, pior será a genética da prole. Quanto mais miscigenado for um povo, melhor será sua genética. Nada mais saudável neste mundo do que um neto de orientais, africanos, brancos e nativos.

"Se pensarmos uma vida de cem anos, precisaremos apenas de dez pessoas para retornarmos mil anos no tempo. Os graus de parentesco começam a ficar evidentes quando avançamos um pouco mais. O que diferencia os nossos familiares e círculos sociais dos outros que chamamos povo? Essa espécie de multidão humana disforme, as massas, não diferem em nada dos nossos familiares e amigos. No final, somos todos parentes e aliados, mesmo que insistamos em não perceber esse fato. Qual mundo queremos deixar para as futuras gerações? Daqui a seiscentos anos se completarão três mil anos da morte de Sócrates. Se não tivermos uma sociedade decente até lá, é sinal de fracasso de toda a civilização ocidental.

"Não pensemos também que heranças magníficas têm qualquer coisa de justa ou meritocrática. Um império jamais será justamente delegado à hereditariedade. A história da humanidade mostra isso, de Alexandre a Gengis Khan: alguém conquista um território e a consequente subserviência do povo por uso da força da guerra ou qualquer artimanha política. Quando esse 'conquistador' morre, seus herdeiros se matam como urubus atacando a carniça dos restos mortais do que outrora fora um império. Isso se passa até hoje por cartórios mundo afora. Há heranças de verdadeiros impérios, tanto corporativos quanto posses de terra, que são absolutamente incompatíveis com um mundo justo. Colônias e carimbos de papéis em cartórios legalizariam em tese o poder de um único indivíduo sobre milhares ou milhões de quilômetros quadrados de área geográfica. Continuamos com tais práticas arcaicas, medievais, antiquadas, consistentes no cúmulo da desigualdade.

"A verdadeira herança são as virtudes e o bom exemplo."

CAPÍTULO Q
INDEPENDÊNCIA

— Me parece que, desde sempre, o primeiro preceito para discordar do senso estabelecido é ter independência. Hoje se diz "liberdade financeira". Neste país até hoje não há consciência popular democrática e republicana. A democracia é a finalidade de toda sociedade que se pretende justa e virtuosa, baseada na ideia de igualdade entre as pessoas.

"Além de tudo, quando inventamos o avião, eterno sonho humano infantil de querer ser como os pássaros, abelhas e mamangavas, logo os aviões se tornaram ferramentas de guerra, como vespas alucinadas a bombardear suas próprias colmeias. Não temo a tecnologia; ela, em si, é inofensiva. Temo os homens insensatos a se valerem de tais tecnologias.

"Sábias palavras de Dona Maria Leopoldina: 'Pedro, o Brasil está como um vulcão. Até no paço há revolucionários. Até oficiais das tropas são revolucionários. As Cortes Portuguesas ordenam vossa partida imediata, ameaçam-vos e humilham-vos. O Conselho de Estado aconselha-vos a ficar. Meu coração de mulher e de esposa prevê desgraças, se partirmos agora para Lisboa. Sabemos bem o que têm sofrido nossos pais. O rei e a rainha de Portugal não são mais reis, não governam mais, são governados pelo despotismo das Cortes que perseguem e humilham os soberanos a quem devem respeito. Chamberlain vos contará tudo o que sucede em Lisboa. O Brasil será em vossas mãos um grande país. O Brasil vos quer para seu monarca. Com o vosso apoio ou sem o vosso apoio ele fará a sua separação. O pomo está maduro, colhei-o já, senão apodrece. Ainda é tempo de ouvirdes o conselho de um sábio que conheceu todas as cortes da Europa, que, além de vosso ministro fiel, é o maior de vossos amigos. Ouvi o conselho de vosso ministro, se não quiserdes ouvir o de vossa amiga. Pedro, o momento é o mais importante de vossa vida. Já dissestes aqui o que ireis fazer em São Paulo. Fazei, pois. Tereis o apoio do Brasil inteiro, e, contra a vontade do povo brasileiro, os soldados portugueses que aqui estão nada podem fazer. Leopoldina'. E seu pai, em resposta, disse: 'Pedro, se o Brasil se separar, antes seja para ti, que me hás de respeitar, do que para algum desses aventureiros'. Não é bonito como proclamaram nossa independência? Casos de família! Ao invés do lava-pés, temos o beija-mão.

"Esperam-se noções de moral de alguém que foi criado na senzala? Noções de bondade quando lhe negaram o leite materno e foi amamentado pela virgem irmã mais velha? Noções de civilidade e sociologia, de alguém que vê a família passando fome? Não é natural que se surte quando a sociedade nos impõe valores esquizofrênicos?

"Como disse Padre Antônio Vieira: 'Quando Alexandre chegou na Índia, fora trazido à sua presença um pirata que por ali andava roubando. Repreendeu-o muito Alexandre de andar em tão mau ofício, ao que o pirata responde: — 'Basta, senhor, que eu, porque roubo em uma barca, sou ladrão, e vós, porque roubais em uma armada, sois imperador?'. Por aqui, a gestão pública é a conjugação do verbo roubar: eu roubo, tu roubas, ele rouba, nós roubamos, vós roubais, eles roubam. Todos roubam.'

"Igualdade começa na instrução de qualidade gratuita acessível a todos, não? E a liberdade? Sê soberano de si com relação a todos os demais, que também gozam de soberania sobre si. Entre salvar um homem e destruí-lo, opte por salvá-lo!

"Queria contar-lhe toda a minha história, mas tudo já fora dito, não há nada de novo na literatura da humanidade. Primeiro fui musicista, em louvor aos deuses, depois acreditei na palavra escrita dos livros literários. Hoje, a palavra já não tem mais valor."

CAPÍTULO R
DÚVIDA

Professora, acho que nesse momento Luzia fez uma pausa. Já não afirmo com tanta certeza. Será que sonhei? As frases em poesia, que a minha quarta paciente entoou em seguida, muito me lembraram de coisas que a senhora já me dizia:

— Na morte há uma dúvida: alguns dizem que a consciência persiste, outros dizem que deixa de existir.

"Antes dos prazeres terrenos, ouros e reinos, que duram apenas até o dia seguinte, preferis primeiro saber a resposta para essa pergunta.

"Aquele que já viu a face da morte não deseja mais as riquezas da matéria mundana.

"O Bem é uma coisa, o prazer é outra. Abençoados os sábios que escolhem o Bem. Os tolos que, levados por desejos carnais, preferem o prazer caem na armadilha da morte que tudo abocanha e atolam-se no caminho da lama, nunca alcançando seus reais objetivos.

"Quem aprendeu que a consciência é separada do corpo, dos sentidos, do intelecto e da mente, quem conheceu a alma em sutil profundidade, verdadeiramente se torna satisfeito, por ter encontrado a fonte e o local onde habita toda a felicidade.

"A consciência, suprema, não nasce e não morre. Não é causa nem efeito. O Ser antigo, primordial, é eterno, imperecível, habita o lótus dos corações de todos os seres.

"Quem, a não ser os puros de coração, pôde perceber o Ser Fulgurante que é a felicidade e que está além da felicidade? Os puros transcendem a dor e o sofrimento.

"Não há aprendizado espiritual a não ser controlar os próprios sentidos, sentimentos, pensamentos, palavras, ações e atos.

"Aquele que não possui discernimento tem a mente desgovernada, o coração impuro, os sentidos incontroláveis, como cavalos rebeldes de uma violenta carruagem.

"O homem olha para o plano externo e não vê o que está no plano interno. Aquele que vê diferença entre o que está dentro e o que está fora segue de morte em morte.

"Aquele que sabe que a alma é senhora do tempo, do passado e do futuro, expulsa de si todo o medo e escapa do círculo de sofrimento, morte e nascimento.

"As raízes da árvore deste universo estão voltadas para cima e seus galhos espalhados embaixo. Apenas pelo coração podemos sentir o fluir de sua seiva."

PARTE V
Brasil

Quinto paciente:
Pátria-Mãe Gentil

CAPÍTULO 5
PÁTRIA-MÃE GENTIL

Professora, não me lembro de ter me despedido da sra. Luzia Helena Falcão. Acho que agora, escrevendo-lhe, estou demasiadamente cansada. "É preciso dormir para lembrar", diz o ditado popular, não é mesmo?! Pelo que me recordo, quando ia me levantando para ir embora da sala de consultório, percebi que já havia uma senhora sentada na cadeira reservada aos pacientes. Por um momento, pensei que fosse a própria sra. Luzia transmutando-se em outra pessoa... Perdão pela piada, professora. Não se preocupe comigo, estou bem!

Aquela senhora lembrava minha mãe. Antes que eu sequer lhe perguntasse o nome, ela começou a falar:

— Como disse meu filho Lima Barreto: "Que dizer da loucura? Mergulhado no meio de tantos loucos, não se tem absolutamente uma impressão geral dela. Há, como em todas as manifestações da natureza, indivíduos, casos específicos, mas não há ou não se percebe entre eles uma relação muito forte. Há uma nomenclatura, uma terminologia, segundo este, segundo aquele. Têm-se descrições de pacientes e tais casos, mas uma explicação da loucura não há".

— Perdão, acho que não me trouxeram sua ficha. Qual o seu nome? — indaguei, interrompendo a doce senhorinha.

— Não tenho nome, não, minha filha. A gente hoje me chama de Brasil, antes me chamava de Pindorama. Nome é coisa para os mortais. Gosto quando me chamam de Pátria-Mãe Gentil! Sou mãe da Luzia, do Ubiratan, da Rosa e do Santos do Monte. Viu em que estado estão meus filhinhos?

CAPÍTULO T
LOUCURA

Ouvindo assim, professora, não pude mais dizer palavra alguma. Fiquei como que extasiada. E ela prosseguiu com seu discurso:

— Já disse uma de minhas tias, a décima Musa, Sophia, a mais poderosa e chefe de todas as outras, a filha pródiga que nasceu do mel da boca de Atena: "O que te parece ser a saúde das almas senão a bondade? E a sua doença senão a maldade?".

"A caridade é mais forte do que a ganância, loucura é pensar que não é. O amor é superior ao ódio, loucura é achar que não. O Bem é o caminho das almas manifestadas, loucura é pensar que não.

"Admitam que todos já se equivocaram, quer nessa vida quer noutra. Então por que apontar em julgamento o equívoco alheio em vez de corrigir o próprio? 'Estatística, 50% da população apresenta algum tipo de transtorno psicológico.' Qual a metade sã e qual a metade doente? Desse jeito não há psicólogos que cheguem neste mundo!

"Na medida em que todos procuram o Bem sem saber do que de fato se trata, naturalmente todos cometeremos equívocos ao longo da jornada, até aprendermos o que, de fato, é o Bem. Tende humildade e reconhecei-vos nos demais. Para verem a felicidade, as almas têm de ter passado antes pela infelicidade. As pessoas, em geral, são incapazes de elevar seus olhos, acostumados às trevas, em direção à luz da verdade, onde a evidência se impõe, e acabam por ser semelhantes aos morcegos, cujas faculdades de locomoção se intensificam à noite e desaparecem com a luz do dia. A ignorância do povo provoca loucura. Humildade, tolerância e austeridade!

"A maior parte dos crimes, quer contra outrem ou contra si mesmos, é cometida por doentes patológicos mentais, ou por pessoas 'sãs' que, na verdade, têm um equivocado senso de Bem, e acabam por realizar o mal por livre e espontâneo arbítrio? São mais dignos de lástima do que suas próprias sofridas vítimas, que ainda detêm os louros da razão. Ao ouvir vozes, uma pessoa pode estar apenas se referindo a pensamentos circulares, pensando serem de outrem, sem saber dar a eles o nome que lhes corresponde. Quando alguém surta, grita, xinga, quebra e briga, está a ter sintomas somáticos de seus pensamentos, sem saber dar a eles os apetrechos socialmente aceitáveis para uma vazão mais mansa e compreensível."

CAPÍTULO U
NOVIDADE

— A realidade é infinita. Não podemos contemplá-la em sua totalidade, apenas em recortes. As medidas de espaço, tempo, matéria ou energia não têm limites. As escalas são infinitas. O espectro eletromagnético é infinito. Matéria e onda se confundem, assim como espaço e tempo.

"Com exceção do próprio nada, conjunto vazio, qualquer outro número dividido por zero resulta em algum tipo de infinito. $1/0 = \infty$. A equação divina. O indivisível! Eis a Santíssima Trindade matemática: o tudo, o nada e o indivíduo. O tudo e o nada são a mesma coisa, mas observada de pontos de vista diferentes.

"O tempo é a força mais fundamental do Infinito, a Lei que orquestra a sinfonia cósmica da natureza do Universo, na qual as outras forças interativas da energia e da matéria — eletromagnetismo, força nuclear forte e fraca — navegam. O passado é um constructo que embasa nossa percepção do único existente contínuo presente. O futuro é um oceano de possibilidades vislumbradas. Como um celular ou computador antigo eram grandes e menos capacitados do que os atuais, antigamente o cérebro dos humanos era maior, porém menos eficaz.

"Quando nos lembramos do passado, não somos transportados para o espaço-tempo da recordação? E quando projetamos o futuro? A consciência é, pois, como uma pequena parte do Tempo do todo dentro de nós, capaz de criar dimensões extras no espaço a fim de se mover no tempo. Assim como é possível mudar o gradiente de temperatura de qualquer dado sistema, também há a possibilidade de transmutar pensamentos e sentimentos de mesmo gradiente. O passado é aquilo que já aconteceu. Aquilo que já aconteceu interage com o que está acontecendo, com o presente. O que está acontecendo interage com o que há de vir, o futuro.

"Para ter uma nova visão, não precisa sair do lugar, mas sim ajustar a própria ótica. Se fôsseis capazes de ouvir além das vibrações que podeis perceber, não seria como se entrásseis em outra dimensão? E enxergar além do arco-íris, isto é, ver além do espectro de luz visível... o céu noturno seria um espetáculo inédito. O que veriam ao observar uma pessoa em meditação se pudésseis observar seus pensamentos? A geometria decadimensional do vácuo se formando mais rápido do que a luz, preenchendo o espaço criado pelo Tempo... Como mostra a evolução artística de pacientes perturbados.

"Tal qual as bolhas de vazio por entre os grandes conglomerados de galáxias, que são as maiores estruturas do universo, cheias apenas de energia escura, haja vista que o espaço, mesmo vazio, está cheio das forças do Tempo. É como se o tempo fosse uma meiose-mitose fractal do espaço.

"As ideias simplesmente sempre existiram e sempre existirão, quer tenhais ou não acesso a elas. Sabeis ou não o que é o Bem, não mudará o fato de que o Bem existe e sempre existiu; o que mudais deveras sois vós, quer possais ou não ter acesso às infinitas possibilidades da realidade. As ideias pertencem à Consciência, que é do todo e compartilhada por todos.

"Assim como as ideias, todo número também é imaginário, e nem por isso deixa de ser real. Ninguém nunca viu o número 1 andando pela rua. Os números são representações, símbolos das relações entre as leis do universo. 2 + 2 igual a 4, mas dois o quê? Duas unidades de qualquer coisa. Não importa. O que importa é a relação que se prova verdadeira. A única definição válida para um número, por exemplo, o dois, se dá nos termos de 2 é igual a 1 + 1. Pois, se a proposição 1 + 1 não for igual a 2, então 2 + 2 também não seria igual a 4, e assim por diante. Uma abelha sabe que 2 + 2 são 4? E isso muda o fato de 2 e 2, de qualquer coisa, serem 4, de qualquer coisa? Matemática são a relação e a proporção entre medidas, escalas e ângulos. Ainda não entendestes o profundo significado de algumas das constantes de vossas equações, com suas propriedades e interconexões, proporções infinitas dentre infinitos.

"Todo espaço é multidimensional; a quantidade de dimensões a levar em consideração é a geometria das flutuações dos campos quânticos. Há de levar em conta relações com outros sistemas em interação no ambiente. O que é uma dimensão senão uma relação entre dois pontos de vista diferentes? De um ponto adimensional para outro, constrói-se uma dimensão, isto é, uma reta. De uma dimensão para duas dimensões a reta torna-se um quadrado, e para três o quadrado vira um cubo. Soma-se uma nova interatividade com outro sistema. Como se fosse uma colossal mudança de escala, saltando-se muitas ordens de grandeza. Elevar a uma potência exponencial ou logarítmica é alterar a escala e, portanto, as dimensões. Integrar ou derivar é relativizar o infinito. Toda compreensão é analítica e limitada. A geometria da Singularidade é como um cone de luz do tempo...

"Não há sistema isolado na natureza, tudo está interligado."

CAPÍTULO V
LINGUAGENS

— Como disse meu sobrinho Rumi: "Então é louco quem vê a vida passar e percebe que tudo é sagrado? Então é louco quem observa formigas a marchar, andorinhas a voar e homens ignorantes a se exterminar, percebendo que tudo segue a Lei? O amor é a lei... e devemos tão somente amar-nos! Então é louco se alguém se lembra de quem foi, se percebe de relance quem é, e vê mundos, vê a força que nos conduz pelo Cosmos sem fim."

"Foram os filhos de minha irmã Inglaterra que deram forma moderna à ideia econômica de mercado e de capitalismo, daí adveio a prática de equacionar todos como iguais perante as leis.

"Nem na festa mais, que antes vos via comendo, rindo e vivendo o mito ou utopia da ausência de hierarquia, poder, dinheiro e esforço, como possibilidade de viver uma ausência fantasiosa e utópica de miséria, trabalho, obrigações, pecado e deveres. Era movimento numa sociedade que tem horror à mobilidade. Era o feminino num universo social e cosmológico marcado pelos homens, que controlam tudo o que é externo e jurídico, como os negócios, a religião oficial e a política.

"Ter as atitudes certas em resposta às dadas circunstâncias da vida não é tarefa nada fácil.

"Pensai que, com os níveis de desenvolvimento tecnológico associados aos recursos naturais do planeta, dos quais o maior patrimônio da humanidade consiste na benfeitoria da próxima geração, começamos a aventar possibilidades de um mundo melhor, ser uma sociedade realmente mais justa e mais igualitária do ponto de vista socioeconômico-educacional.

"Nem precisais ir muito a fundo nas artes econômicas para perceber que a inventividade das populações é virtualmente infinita. Se bem cultivados, se providos das ferramentas mais modernas, restam poucas dúvidas sobre a capacidade das novas gerações de construírem um mundo melhor.

"Ninguém pode entrar na mente de ninguém e mudá-la. Mas pode mudar cada um a própria conduta e pensamentos. Mudar o mundo é, antes, mudar a si mesmo.

"O que fazeis de vós, humanos? Linguagem? Os animais também se comunicam, por outros meios tão eficazes quanto os seus. Porque têm complexos sentimentos, lembram-se do passado, projetam o futuro, colapsam no presente e louvam a Deus? Ora, os animais também sentem, lembram-se, projetam, colapsam e louvam. As baleias ensinam a seus filhotes como navegarem por debaixo dos vastos oceanos. O que seria isso senão a recordação de uma aprendizagem e uma projeção do futuro por sobre sua prole? Os pássaros cantam seus louvores ao Sol melhor que qualquer tenor humano em louvor aos céus. Um gorila ou um chimpanzé é capaz de aprender centenas de conceitos em linguagem de libras. As aranhas são melhores arquitetas do que o maior dos arquitetos humanos, um vaga-lume tem mais luz do que algumas pessoas. Não vos enganeis: há entre o reino animal a corrente dos filósofos. Todas as consciências são pequenas porções de tempo dentro do grande Tempo!

"A única diferença é que vossa consciência, que chamam 'humana', já caminhou um passo a mais em direção ao infinito. Desde que a vida é vida, tudo que a vida quer é viver a louvar o todo. Vossa consciência é capaz de fazer por vós próprios aquilo que Deus faz pelo todo.

"Destruir é muito fácil, difícil mesmo é salvar. Destruir é muito simples, complicado mesmo é salvar. Destruir é muito ruim, bom mesmo é salvar. Destruir é sempre injusto, justo mesmo é salvar.

"Como diria outro sobrinho meu, filho de minha irmã França: 'Pecar o menos possível é o dever do homem; não pecar nunca é o sonho do anjo'. Tudo o que é terrestre está sujeito ao pecado. O pecado é uma gravitação. Aos ignorantes, ensinai-lhes o mais que puderdes; a sociedade é a única culpada por não ministrar a instrução gratuita e torna-se responsável pelas trevas que produz. O pecado comete-se no meio da escuridão que envolve as almas. O culpado não é o que peca, mas sim quem produziu a sombra. Disse-vos as melhores verdades, que são as mais simples.

"Sabedoria não é o mesmo que razão, nem que inteligência, nem que conhecimento. Alguém pode usar a razão, a inteligência e o conhecimento para fazer o mal. Mas um Sábio é necessariamente alguém que pratica exclusivamente o Bem!

"O niilismo é uma coisa sem alcance. Se o vosso fim, se a vossa ambição é só gozar, que triste fim, que deplorável ambição!

"Há o labor visível e o labor invisível. Contemplar é laborar, pensar é obrar. Olhar para o céu é uma obra. Para nós nem os cenobitas são ociosos, nem os solitários vadios.

"Nas pequenas lutas muitas vezes se praticam grandes ações. Há porfias de valor ignoradas, que se defendem palmo a palmo, no meio das trevas, contra a fatal invasão das necessidades e das torpezas. Nobres e misteriosos triunfos, que ninguém presencia, que nenhuma fama recompensa, que nenhuma aclamação saúda. A vida, a desgraça, o isolamento, o abandono, a pobreza são campos de batalha que têm seus heróis, heróis obscuros, às vezes maiores do que os heróis ilustres."

A natureza do universo é inteligente. Vossa inteligência deriva da Inteligência Suprema. Vossas palavras, símbolos matemáticos, signos e padrões semióticos não passam de tentativas de codificar ou traduzir a realidade da natureza. A palavra "mãe" significa uma relação, "aquela que deu à luz". Todo nosso vocabulário ou léxico metafísico advém de relações existentes na realidade. A luz existe, mas a palavra 'luz' não passa de uma tentativa frustrada de entender algo naturalmente simples. O ato de 'trazer' existe, o verbo 'trazer' é simbólico. Todos os pensamentos são apenas tentativas de vossas consciências de decodificar ou traduzir a realidade em símbolos que podem ser comunicados com simplicidade. Todos os padrões que reconheceis são, em verdade, pertences da própria realidade da natureza, sendo que vossa inteligência não podeis ser senão uma derivada da inteligência Suprema real. Se encontrásseis uma civilização alienígena, eles não se interessariam em saber se conheceis a equação de Heisenberg, mas sim, se conheceis a Lei do Amor ao próximo.

CAPÍTULO W
O BEM-BOM, JUSTO E MISERICORDIOSO

— Pensar no bem de si próprio é, inicialmente, pensar no bem de todos. O bem comum da união significa o melhor para os indivíduos em separado. Nenhuma forma de vida se sustenta sozinha, não há vida no singular. O que a humanidade acha que precisa ela já o tem. Não há indivíduo sadio bem adaptado a sociedades profundamente doentes.

"A consciência é do coletivo, apenas manifestada individualmente.

"Examinai e investigai o que faz de um pensamento, uma poesia, uma ação, um hábito ou um caráter de alguém ser considerado Bom. Não poderia ser de outra forma senão em consonância vibracional com o divino, o celeste e, consequentemente, aquilo que há de trazer maior proveito para o bem-estar de todos os indivíduos, coletiva e, mais uma vez por consequência, individualmente. Sábio é aquele que conseguiu por longos períodos fazer vibrar sua consciência na mesma frequência das Virtudes do espiritual.

"Erguer-se acima da roda da fortuna é colocar-se a favor do Darma, gerando bom karma. Gratidão e caridade são dois lados da mesma moeda.

"Não é sem esforço que se convertem as frequências vibracionais da consciência. Ela própria assume costumes, trejeitos, apegos e até mesmo vícios mentais. Para, portanto, sair de um giro kármico Mau-Mal, é necessário um bom bocado de esforço, quando não sacrifício (do latim "Fazer Sagrado"; *sacre*, sagrado, *ficium*, do verbo *facere*, fazer), ou seja, elevar-se acima do profano, fazer algo que condiz com o verdadeiro Bem, que seja digno dos deuses. Ser virtuoso mesmo quando cercado por pensamentos alheios de outrem, de violência e divisão.

"A harmonia dos pensamentos, assim como na música das esferas, e até mesmo nos campos quânticos, é a mesma, geometricamente sagrada. Tal qual o DNA aprendeu a manipular as proteínas, pela proporção áurea e pela Flor da vida.

"O Universo é um Ser Vivo, sua força é o Tempo, sua consciência é Una e compartilhada entre todos os seres, a isto chamamos de Deus.

"Não temais a partida, sois um infinito dentro do Infinito.

"Não precisais de um governo que 'controle' as pessoas. Precisais de uma sociedade que 'cultive' as pessoas.

"Não precisais inventar uma máquina do tempo. Ela já existe. Chama-se Cérebro-Coração, ou melhor, Consciência."

CAPÍTULO X

MANTRA

Quando dei por mim, professora, estava murmurando, como se repetindo as palavras de nossa Pátria-Mãe Gentil que ressoavam em minha cabeça:

— Nascemos sem o relógio. Esqueçamos as horas. A natureza é a única verdadeira soberana e professora dos nossos seres. Deixemo-nos guiar pelo tempo dos astros e das estações.

"Nossa história não tem começo. Tampouco tem final.

"Invoco as Musas! Os Xabiryz! E os Upanishads! Elevando o pensamento e desintoxicando o coração.

"Vós que sois o conhecimento infinito, indizível, realidade sem limites.

"Vós que não tendes misérias por serem preenchidas pela alegria que paira acima do ser e do não ser.

"Apenas vós conheceis a vós mesmos. A ignorância fugiu de vós.

"Vós que, em distinção aos homens, não tendes feitos, nem deveres, nem gula, e nem fúria.

"Nós somos feitos de corpos densos, de matéria e energia, distintos da leveza do celeste.

"Apenas a nós coube sentirmos fome, sede, cegueira, surdez etc.

"Ainda nos encontramos presos à roda da Fortuna.

"Vós, ó Musas, não tocais os defeitos da matéria inerte.

"Como uma pequena vela pode ser capaz de nos guiar pelo deserto das sombras, assim também um pouco de vosso conhecimento dá cabo de uma grande ignorância.

"Ao vosso reinado, que, como o timoneiro, conduz as naus de nossos destinos, na língua de Machado, por palavras desde muito antes já entoadas:

"Aqui, uma consciência se torna um verme, um inseto, um peixe, um pássaro, um leão, um porco, uma cobra, um lobo, ou algum outro nesta ou naquela condição, de acordo com suas ações e conhecimento.

"Pelo trovejar das nuvens que gritam: 'Caridade! Fraternidade! Generosidade!'. Pelo autocontrole chamado austeridade, pela contingência tanto requisitada e tão pouco atendida, e pelo conhecimento do exame e da investigação meditativa, é possível percorrer o caminho do Sol, a fonte de todas as luzes e de todas as energias, a esfera celestial das estrelas e dos astros.

"Os céus já anunciaram suas quedas aos grandes xamãs. Suspendamo-los por mais algumas gerações! Não percamos a sanidade em função das doenças dos dragões que louvam apenas o que é ouro, que não lhes saciam nem a fome nem a sede e nem o sono. Não! Ergamos nossas mãos, reunamos todas as nossas forças, havemos de o sustentar por mais tempo!

"Om! O amor é o arco, a alma é a flecha, e o cosmo é o alvo. Mirai com o coração tranquilo. A ignorância é apenas um nó na flor de lótus que habita nossos corações.

"O Eu, dos humanos, dos animais, das plantas, das rochas, dos astros e das forças da natureza, é, ou melhor, são, um só. A consciência do Universo, a essência da natureza, o senhor do tempo. Aquele que habita as águas, mas está em separado das águas; que habita o fogo, mas está em separado do fogo; que habita os céus e o ar, mas permanece em separado deste e daqueles; que habita a mente, mas está em separado da mente. Aquele que não tem contraste, não tem forma, nem dimensão. Seus nomes são muitos, o Bem-Bom, Justo-Misericordioso, chamam-no Deus.

"Que a minha mente e as minhas palavras não caiam em desacordo. Ó, Musas, revelai-me a verdade das escrituras, pois por ela procuro dia e noite.

"Paz em vós, escassos leitores, pelo planeta esparramados!

"Paz nas forças que atuam em mim!

"Paz no Universo e às criaturas de boa vontade!"

CAPÍTULO Y

O PRINCÍPIO, O FIM E O MEIO

Depois de entoarmos essa espécie de mantra, professora, ela me disse finalmente:

— No princípio, o Eterno continha toda a infinitude do espaço em si, em um condensado infinitamente denso e quente.

"Inflou-se, esfriando-se e diminuindo a razão do espaço infinito, limitado a um ponto, para um espaço infinito em expansão.

"Fez-se a dimensão das Musas, dos Encantados e dos Xabiryz. Sem formas definidas, habitam os reinos sobrepostos dos espíritos.

"Depois apareceram as almas. Consciências ainda disformes vivendo no éter do celeste virtual.

"A matéria se agrupou conforme as forças nucleares apareceram; surgiu o infinito espectro eletromagnético.

"Nasceram os astros, as galáxias e outros infinitos.

"A interatividade da matéria/energia com o espaço curva-o em relação ao Tempo, eis a gravidade.

"O resto é história. E até hoje novos infinitos são contínua e constantemente criados!"

Professora, depois que nossa Pátria-Mãe Gentil me disse tudo isso, não a vi se levantar e sair da sala. Lembro-me de passar algum tempo sentada sozinha ainda refletindo sobre tudo que ela havia dito.

Ela era eu, Professora, ela era a senhora, ela era todos os seus filhos, e ela era todos nós! Espiritualmente somos todos um só, acho que agora compreendo... O Bem é o caminho do Tempo, e o Tempo é a força do Divino. Eis a Justiça da Providência!

Escrevi o "Poema da Vida" em três partes, professora; deixo-a com ele!

No mais, só consegui escrever que, hoje, nossa Pátria-Mãe Gentil veio ao divã.

POEMA DA VIDA

PRIMEIRA PARTE — NATURAL

I

Da primeira época é duro me lembrar.
Rocha era eu, minério contra o vento.
Era bom! Sentia-me grande e imponente.
Nada sabia além de mim e do vento, que tudo me trazia e me dizia.

Um dia, cansei de ser montanha e disse ao vento: "Desmorona-me, que quero saber o que existe no além--azul!".

O vento respondeu: "O além-azul sou eu!".
E eu disse: "Você é o além-azul de cima, há outro além-azul embaixo!".

II

Agora eu era célula viva e vivia no além-azul.
Agora o além-azul se chamava Oceano.
Muitos eram meus parentes.
Era bom! Sentia-me importante.

Um dia, deixei de ser só molécula e disse:
"Ó Oceano imenso, arrebata-me com tuas ondas, quero conhecer o que ademais existe!".
E o Oceano me respondeu: "Eu sou o que ademais existe",
E eu disse: "Pois faz-me imitar-te!".

III

Depois renasci verde!
O Sol parecia apreciar a mim e meus parentes.
O além-azul agora estava em cima e estava embaixo de mim.
Era bom! Amava o vento em minhas folhas e a chuva em minhas raízes.

Até que, um dia, cansei da fotossíntese e disse ao Sol:
"Ó Sol Todo-Poderoso! Vós que sois a energia das cores verde, azul e branca deste mundo! Queima-me!".

E o Sol me respondeu: "Que mais desejas além de minha energia a alimentar-te?".
E eu respondi: "Quero ter mobilidade, ó tão grandioso! Para poder alimentar-me de sua energia enquanto vago por seu reino em liberdade e em seu louvor!".

IV

Agora eu tinha asas!
Voava entre as florestas da Terra e as algas dos Oceanos.
Era bom! Eu e meus parentes tínhamos liberdade!
E novamente, depois de um tempo, fiquei entediado.

Um dia, cansei de ser inseto e disse ao Rei Fungi: "Ó Sábio Rei, aquele que metabolizara todas as substâncias! Envenena-me!".
E o Rei Fungi me respondeu: "Não sabeis que também tenho o poder de elevar-te?".
E eu disse: "Vós que és todo conhecimento, eleva-me ou envenena-me!".

V

Dessa vez voltei ao Oceano azul-marinho.
Era bom! Embora não me lembrasse de nada de antes.
Sentia-me cansado do além-azul de cima.
Meus parentes e eu errávamos sós nas profundezas dos Oceanos.

Um dia, cansei de ser estrela-do-mar, caracol e raia.
Disse para Poseidon:
"Quero ser como vós, ó grande e poderoso Mestre dos Mares!".
E, tal qual sua imagem e semelhança, tornei-me outro.

VI

Agora eu era um peixe!
Meus parentes e eu tínhamos escamas,
Guelras e caudas, tal qual nosso mestre Poseidon.
Era bom! Gostava da Piracema!

Um dia, acho que me lembrei que já estivera noutro além-azul.
Voltei-me de novo às graças de Poseidon e disse-lhe:
"Vós que tens todos os reinos dos Tritões! Fura-me com teu Tridente.
Quero lembrar-me do que ainda não vivi!".

VII

Acordei com pernas!
Era bom! Podia andar e pular na terra,
Além de mergulhar e nadar no Oceano,
Como sapos, rãs e salamandras; meus parentes e eu fomos muito felizes!

Um dia, quis ser mais poderoso.
Estava cansado de chafurdar na lama.

Então eu disse para as chuvas:
"Ó poderosíssima Chuva, dona das estações! Inunda-me!".

VIII

Fiquei gigante!
Era bom! Ninguém podia comigo e meus parentes!
Vagamos por todo o planeta.
Erguemo-nos no topo da cadeia alimentar!

Um dia, dentre penas e escamas, cansei de ser majestoso.
Virei-me às Estrelas e disse:
"Ó vós, iluminadas e infinitamente poderosas Estrelas!
Queremos ser como vós! Manda-nos vossa energia!".

IX

Por um tempo, tudo ficou quieto.
Acordei e tinha lindas e enormes asas!
Era bom! Meus parentes e eu sobrevoávamos soberanos pela mata e pelo Cerrado.
Os céus e os ventos eram para nós como correntes marítimas para os peixes.

Certa feita, desejei ser mais parecido com as nuvens.
Eu disse aos céus: "Nuvens celestes!
Permitam-me que compreenda vossos mistérios!".
E elas responderam: "Renovaremos vossa carne".

X

Agora eu era um roedor, um símio,
Um bovino, um felino ou um canino.
Era bom! Meus parentes e eu roíamos,
Trepávamos, ruminávamos e caçávamos! Enfim... amávamos.

Até que, um dia, eu quis ser mais próximo do Amor.
Voltei-me ao Amor e disse:
"Ó, tão magnânimo dentre todas as possibilidades!
Faz-me mais parecido com tua obra e grandeza!".

E eis que nasci, pela primeira vez, Ser Humano!

SEGUNDA PARTE — LABIRINTO

XI

Nessa época eu ainda não falava.
Era bom! Não sabia falar.
Fazia gestos, grunhia e gritava.
Aprendi a confeccionar as pedras.

Acariciávamos uns aos outros.
Brigávamos e nos ajudávamos.
Certa vez, lembro que nossa mais antiga faleceu.
Enterramo-na para depois da peregrinação nos reunirmos novamente com ela.

XII

Agora eu tinha aprendido a falar.
Era bom! Mas eram apenas nomes,
Não havia ainda os Verbos.
Foi quando aprendi a Orar.

Com isso, veio o que já havia,
O que chamam hoje de Moda e Arte.
Aprendemos as artes de cultivar e pastorar.
Marcamos nas cavernas nossos feitos.

XIII

Aprendi os símbolos Sagrados.
Marcamo-nos nas peles dos cordeiros;
O passado e o futuro podiam ser lidos
Por qualquer um que se aventurasse.

Vieram-nos as profecias e as poesias.
Cantávamos, louvávamos, dançávamos!
Era bom! Compreendemos as artes dos metais.
Forjávamos espadas, machados, arcos e flechas.

XIV

Agora eu já falava muitas línguas.
Aramaico, Sânscrito e Grego.
Outras linguagens sagradas se perderam
Nos labirintos das memórias dos homens.

Era bom! Muitos foram nossos filhos.
Nessa época a etimologia era livre e fresca,
Novas associações e neologismos
Surgiam o tempo todo.

XV

Aprendi o Latim, o Hebraico e o Árabe,
Depois o Mandarim e o Mongol.
Após a queda, vieram outras línguas,
Escandinavas, Anglicanas, Alemãs e Russas.

O Latim se desmembrou.
Virou italiano, francês.
Era bom! Romeno e espanhol.
Por último, veio o português.

XVI

De lá pra cá misturei minha fala
Com línguas da África e do Novo Mundo.
Aprendi o Tupi e o Umbundu,
O Jê e a língua geral.

Era bom! A gramática já nasce velha.
A poesia tem sempre algo de novo.
O amor costuma virar obra de arte.
O ódio é só latido bobo.

XVII

Agora vieram as sinfonias e os quadros,
As óperas e as esculturas renascentistas.
No Novo Mundo ressuscitaram a República
E mantiveram a escravidão.

Até que um dia resolveram libertar os escravos.
Era bom! O povo ficou tão feliz!
A cantoria durou uns dez dias
E a bebedeira ainda não acabou.

XVIII

Então nasci moderno,
Cheio de Tecnologia.
Era Bom! Tinha elevador,
Trem, telégrafo e radiofones.

Vieram grandes guerras.
Muito tristes,
Quase me fazem perder a esperança,
Mas sigo em busca da mudança.

XIX

Então, renasci e fui pro Espaço Sideral.
Era bom! Gostava da aventura e da novidade,
Sentia-me único e mais perto dos astros,
Mas o sonho acabou.

Não sabemos viver na Terra.
Como vamos saber viver no Espaço?
Não sabemos conviver entre nós e com os animais,
Como poderemos nos dirigir
Ao eventual encontro com um ser de outro planeta?

TERCEIRA PARTE — FINAL

XX

Há muito que eu lhe busco.
Procurei-lhe através das eras dos homens,
Encarnações dos milênios.
Era bom! Pesquisei até não poder mais.

Até que, um dia, eis que Vós me aparecestes.
Me dissestes em voz doce e suave
Que a Verdade é uma só
E todos os seres do universo compartilham-na.

XXI

Primeiro, confesso que custei a entender,
A digerir, e a compreender de fato.
Não sei se fui eu quem Vos encontrou
Ou se fostes Vós quem me adotou.

Mas era bom! Sempre foi bom!
Encontrei-vos! E o que me dissestes

Não pretendo esquecer-me.
Eis o propósito destas linhas.

XXII

Dissestes-me: "O Todo existe!"
Ainda medito sobre vossas palavras.
Era bom! O Todo de fato existe,
Posso senti-lo a permear toda a Vida.

Depois me dissestes: "Sois parte do Todo!"
Até hoje medito sobre estas palavras.
Que maravilhosas palavras!
Rogo por ser digno de honrá-las!

XXIII

Que mais podeis querer de mim,
Ó nobres leitores?
Sou como vós, vós sois como eu.
A única mestra real é a Natureza.

É bom! Confiais em vós mesmos!
Averiguai dentro de vossas almas,
Vossos corações e consciências.
A Verdade, dentro e fora, é uma só!

Investigais e examinais por vós mesmos!

Elizandra Harpia

CAPÍTULO Z

ALIENISTA

— Doutor Simão Pinel Bacamarte, Doutor Pinel Bacamarte! — dizia em corre-corre o único funcionário que ainda se prostrara ao lado do alienista.

O doutor Simão Pinel Bacamarte não respondeu em palavras. Fez um gesto com a mão para que o ajudante esperasse enquanto terminava de ponderar sobre a leitura do astrolábio em seu escritório.

— Sim — finalmente respondeu o doutor, após estatelar os olhos e virar a cabeça bruscamente, fazendo inclusive roçar os pelos da barba no colarinho da camisa em uma arranhada onomatopeia.

— Ai, Doutor! — começou a falar o secretário, com a mão no peito em fragoroso espanto. — Parece que o mundo vai acabar. Hoje tudo está ao contrário! A interna que nunca verbo pronunciou resolveu escrever. Me entregou seus escritos e disse que são os relatos de seus atendimentos virtuais, seja lá o que quer que isso signifique, direcionados para alguém que leva a alcunha de professora.

E coçando o cavanhaque, fitando o além, com os olhos arregalados, o alienista pensou em voz alta: "Então... após nove anos... finalmente resolveu falar...".

— Doutor Pinel Bacamarte, não entendo... o que devo fazer com os textos dela? Não deseja ir ter com ela e descobrir qual mistério dos astros a fez começar a falar?

— Não é necessário, meu caro. Os textos dela, já sei do conteúdo. Coloque-os na caixa de correio e encaminhe-os para as nobres editoras do país. — Antes de dispensar o funcionário, com uma voz rouca e áspera, o doutor Pinel Bacamarte disse suas últimas palavras: — Atrevo-me apenas a perguntar: qual título Harpia deu aos seus escritos?

Após uma breve pausa, respondeu o ajudante: "Pátria-Mãe Gentil vai ao Divã".

— Justo! E bom! Bem... bem... bem bom! — disse ele, entre puxadas na piteira do cachimbo de fumo.

Depois desse pequeno diálogo, nada mais se soube do doutor Simão Pinel Bacamarte. Dispensou o único e último funcionário de seu decadente hospício verde, ou melhor, trocou todas as fechaduras dos portões, não atendendo mais aos seus chamados. E nunca mais recebeu visita de gente.

Da interna Elizandra Harpia, sabe-se apenas o que se leu.

Fim

REFERÊNCIAS

Ali, Ayaan Hirsi. *Infiel*. São Paulo: Companhia das Letras, 2007.

Aristóteles (Séc. IV a.C.). *Metafísica*. Várias traduções.

Assis, Machado de. *Esaú e Jacó*. São Paulo: Edigraf, 1904.

Assis, Machado de. *O Alienista* (1882). Várias edições.

Barreto, Lima. *Cemitério dos vivos* (1920). Edição digital da Universidade da Amazônia.

Bhagavad Gita (Séc. IV a.C.). Várias traduções.

Boécio (Séc. VI d.C.). *A consolação da filosofia*. São Paulo: Martins Fontes, 2016.

Caminha, Pero Vaz. *Carta* (1500). Disponível em: http://objdigital.bn.br/Acervo_Digital/Livros_eletronicos/carta.pdf. Acesso em 17/08/2022.

Cardim, Fernão. *Dos costumes, adoração e cerimônias dos índios do Brasil*. Rio de Janeiro: Typographia da Gazeta de Notícias, 1881. Edição da Brasiliana Digital.

Cartas da Princesa Leopoldina. Disponíveis gratuitamente no site do Senado Federal.

Collins, Mabel. *Luz do caminho* (1885). Brasília: Teosófica. (s.d.)

Descartes, René. *Discurso do método* (1637). Editora L&PM, 2010.

Doistoiévsky, Fiódor. *O idiota* (1868). Martin Claret, 2008.

Dummont, Alberto Santos. *Meus balões* (1904). Trad. A. de Miranda Bastos. Brasília: Fundação Rondon, 1986.

Elíade, Mircea. *Imagens e símbolos*. Arcádia, 1961.

Gibran, Khalil. *O louco* (1918). Editora L&PM, 2018.

Hawking, Stephen. *O universo em uma casca de noz*. Rio de Janeiro: Intrínseca, 2016.

Holanda, Sérgio Buarque de. *Raízes do Brasil* (1936). São Paulo: Companhia das Letras, 1995.

Hugo, Victor. *Os miseráveis* (1862). Trad. Francisco Ferreira da Silva Vieira. Centaur, 2013.

Jesus, Carolina Maria de. *Quarto de despejo* (1960). Ática, 1993.

Kant, Immanuel. *Crítica da razão pura* (1781). Martin Claret, 2009.

Kopenawa, Davi Ianomâmi; Bruce, Albert. *A queda do céu*. São Paulo: Companhia das Letras, 2011.

Krenak, Ailton. *Ideias para adiar o fim do mundo*. São Paulo: Companhia das Letras, 2019.

Lévi-Strauss, Claude. *Mito e significado* (1978). Edições 70, 1987.

Lispector, Clarice. *O tempo*. Rio de Janeiro: Rocco, 2015.

Locke, John. *Ensaio acerca do entendimento humano* (1689). Nova Cultural, 1999.

Magnoli, Demétrio. *História das guerras*. São Paulo: Contexto, 2006.

Matta, Roberto da. *O que faz o brasil, Brasil*. Rio de Janeiro: Rocco, 1986.

Métraux, Alfred. *A religião dos Tupinambás*. Companhia Editorial Nacional, 1950.

Nostradamus. *Quadras* (1555). Rio de Janeiro: Nova Fronteira, 1980. Círculo do Livro.

Pessoa, Fernando. *O livro do desassossego*. São Paulo: Companhia das Letras, 1977.

Remarque, Erich Maria. *Nada de novo no front* (1929). Editora L&PM, 2004.

Sadock, Benjamin J.; Sadock, Virginia A.; Ruiz, Pedro. *Compêndio de psiquiatria: ciência do comportamento e psiquiatria clínica*. Artmed, 2017.

Scheurmann, Erich. *O Papalagui: comentários de Tuiávii, chefe da tribo Tiávea, nos mares do sul* (1920). São Paulo: Marco Zero, 2003.

Shakespeare, William. *Hamlet* (1600). Martin Claret, 2016.

Staden, Hans. *Duas viagens ao Brasil* (1557). Editora L&PM, 2010.

Stewart, Ian. *O fantástico mundo dos números*. Zahar, 2016.

Upanishads. Várias Traduções. S.l., S.d.

Vieira, Antônio, Pe. *Sermão do Bom Ladrão* (1655). Várias edições.

Woolf, Virginia. *Um teto todo seu* (1931). Tordesilhas, 2014.

Xavier, Chico (1910-2002). Poemas Diversos. Disponível em: https://portaldoespirito.comunidades.net/obras-de-chico-xavier-por-ordem-cronologica. Acessado em: 17/08/2022.

Yan, Mo. *As rãs*. São Paulo: Companhia das Letras, 2012.

MÚSICAS

Jorge Ben. *A Tábua de Esmeralda*. Philips Records, 1974.

Raul Seixas. *Gita*. Phillips Records, 1974.

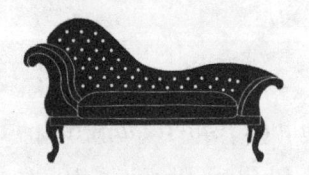

Esta obra foi composta em Minion Pro 11,6 pt e impressa
em papel Polen Soft 80 g/m² pela gráfica Meta.